Brigitte Guschlbauer

Von Augenblicken und Ewigkeiten

Reisebericht einer Langzeitintensivpatientin

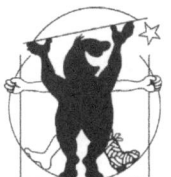

Mabuse-Verlag
Frankfurt am Main

Bibliografische Information der Deutschen Nationalbibliothek

Die Deutsche Nationalbibliothek verzeichnet diese Publikation in der Deutschen Nationalbibliografie; detaillierte bibliografische Daten sind im Internet unter: http://dnb.dnb.de abrufbar.

Informationen zu unserem gesamten Programm, unseren AutorInnen und zum Verlag finden Sie unter: www.mabuse-verlag.de.

Wenn Sie unseren Newsletter zu aktuellen Neuerscheinungen und anderen Neuigkeiten abonnieren möchten, schicken Sie einfach eine E-Mail mit dem Vermerk „Newsletter" an: online@mabuse-verlag.de.

© 2018 Mabuse-Verlag GmbH
Kasseler Str. 1 a
60486 Frankfurt am Main
Tel.: 0 69 – 70 79 96 13
Fax: 0 69 – 70 41 52
verlag@mabuse-verlag.de
www.mabuse-verlag.de
www.facebook.com/mabuseverlag

Umschlaggestaltung: Marion Ullrich, Frankfurt am Main
Umschlagabbildung: Helgi/photocase.de
Lektorat: Inga Westerteicher, Bielefeld
Satz und Gestaltung: Walburga Fichtner, Köln
Druck: CPI books GmbH, Leck
ISBN: 978-3-86321- 413-5

Dieses Buch ist gewidmet meinen sieben Zwergen.

Meinen mindestens 777 Pflegerinnen und Pflegern,
meinen Ärztinnen und Ärzten,
die mich in all den Monaten so umsichtig begleitet haben.
Sie haben immer gut auf mich aufgepasst, sich gekümmert
und meinen Schlaf gut bewacht.
DANKE

Dieses Buch ist gewidmet meinem Mann.

Deine Liebe und deine unerschütterliche Tatkraft
haben mir geholfen, diesen Weg zu schaffen.
IN LIEBE

Dieses Buch ist gewidmet meinen Kindern.

Es ist ein Teil eurer Geschichte.
Ich möchte sie euch erzählen, wann immer ihr dafür bereit seid.
BUSSI

Dieses Buch ist gewidmet meiner großen Familie,
meinen Freundinnen und Freunden.

Ihr habt für mich Kerzen angezündet und mir gute Gedanken geschickt.
Habt bei mir gesessen und mir vorgelesen.
Habt euch untereinander ausgetauscht und über mich gesprochen.
Das Netz, das ihr damals geknüpft habt, hat mich aufgefangen
und trägt mich bis heute.
IN VERBUNDENHEIT

Inhalt

1 Vorwort

Liebe Leserinnen und liebe Leser!

Ich möchte Ihnen in diesem Buch von meinen Erfahrungen als Langzeitpatientin auf der Intensivstation erzählen. Im Dezember 2005 hatte ich eine sehr schwere Blutvergiftung mit Multiorganversagen, im Januar 2006 eine zweite Sepsis und im März eine dritte. Nur so viel zum medizinischen Hintergrund. Denn es soll nicht um medizinische Diagnosen und Details gehen, sondern vielmehr um meine Erlebnisse als zuerst schlafende und dann sprach- und bewegungslose Patientin.

Ich berichte von meiner Rückkehr aus dem Nahtod, von Halluzinationen und Irritationen, von meinem ganz persönlichen Orientierungsraum, von Berührungen und Erfahrungen bei der Körperpflege. Vom Gefüttertwerden, vom Glück, Wasser zu trinken, und der Schwierigkeit, dahin zu kommen. Von Einsamkeit, Missverständnissen, den Anstrengungen der Mobilisierung und vielen hilfreichen Menschen.

Wenn ich nicht sprechen und mich nicht bewegen kann,
weil ich krank im Bett liege,

und wenn ich dann Durst habe,
aber mir selbst nichts holen kann,

dann bin ich heilfroh,
wenn jemand
das merkt,

und

ein Glas zur Hand nimmt,
zur Wasserleitung geht,
das Glas mit Wasser füllt,
einen Strohhalm hineinstellt
und ihn mir an die Lippen hält.

Ich danke all den Aufmerksamen,
die zuerst meinen Schlaf so gut begleitet
und mir dann etwas zu trinken gegeben haben.

Ich lade Sie ein, mich auf meiner Reise durch Zeiten und Räume zu begleiten,
bei meiner Rückkehr und allem, was dann auf mich gewartet hat.

Brigitte Guschlbauer

2 Zwischen den Welten

Mein Körper hat so viel erlebt.

Eine Reise

Den Hinweg weiß ich nicht mehr. Ich habe halluziniert, links und rechts von mir waren viele Betten. Ich habe zittrig etwas unterschrieben, Medizinmenschen um mich herum haben mit allerlei Kabeln und Schläuchen hantiert und ich spüre, dass ich es jetzt nicht mehr selbst schaffen muss. Jetzt übernehmen andere für mich das Handeln, so viele sind da, jeder Handgriff ist hundertfach eingeübt, ich kann mich hineinfallen lassen in diese Routine, in diese Gewohnheiten, immer weiter absinken, sinken, immer weiter sinken, in diese weichen, weißen, wohligen Kissen hinein. Ich liege in einem wolkigen Federbett, werde von allen Seiten umsorgt, höre wohlwollende Worte, bin unendlich erleichtert, hier schon beginnt die Erleichterung, das Leichtsein, das Davonschweben, das Schauen, das Staunen, das Wundern, und dann ist es finster.

Finster.

Die Dunkelheit hebt sich, als würde ich einfach die Augen öffnen. Die Lider heben sich, ich sehe der Bewegung meiner Wimpern nach, schaue, schaue ins Licht hinein, nein, ich bin drin, bin ein Teil davon, bin das Licht, sehe das Licht, drehe mich hinein, wie ein Wurm drehe ich mich durch das Licht, hinein in Lichterschlingen, in rosa Lichtschlangen, in gelbe Lichtschlangen, die Lichtschlangen drehen sich in sich hinein, bewegen sich umeinander, um mich herum, durch mich hindurch, ich durch das Licht, wir tanzen, es ist ein Tanz in aller Stille, in allem Frieden, in aller Glückseligkeit, ohne Zeit, ohne Raum, ohne Denken und Gedanken, wie frisch verliebt kreisen wir umeinander, ich bin eingeladen, willkommen, ganz daheim, ganz zufrieden, kann mich schweben lassen, drehen lassen, meine rosagelben Tanzpartner tragen mich durch eine Welt ohne Nichts. Keine Zeit, kein Raum, kein Vorher, kein Nachher, kein Vorne, kein Hinten, kein Oben, kein Unten, gar nichts, alles und nichts, alles gleichzeitig, eine Sekunde sind hunderttausend Jahre und umgekehrt.

Alle Widersprüche sind vereint, ich finde mich in der Widerspruchsvereinigung, ich bin sowohl als auch.

Unendlichkeit in ihrer reinsten Form, als immerwährender Augenblick, als ewige Gegenwart.

Wir drehen uns, umeinander, ineinander, und plötzlich ist alles anders. Oben, unten, vorne, hinten, links, rechts, alles wieder da. Zaghaft schiebt sich der Raum in mein Bewusstsein. Ich schaue mich um, schaue, bin bereit für alles, alles, was kommt, und es kommt der Raum, der mich umgibt; er ist eine Höhle, mein Blick ist in einer Höhle, mich selbst kann ich nirgendwo sehen. Die Farben sind anders, Rosa ist verschwunden, Braun in allen Schattierungen ist dazugekommen. Die Höhle ist leer, der Auftrag ist da, der Auftrag, die Höhle zu füllen; ich bin folgsam und tue, was gewünscht ist, ich vertraue mich dem Weg an, der mir gezeigt wird.

Ich schaue auf die Höhle, in die Höhle, durch die Höhle, hinauf zu ihrem Anfang und fülle dann mit meinem Blick die Leere mit Farben. Ganz langsam, ganz behutsam, ich habe alle Zeit der Welt, ein Rest Unendlichkeit ist immer noch in mir. Ich bin sehr konzentriert bei meiner Aufgabe, fülle die Höhle Reihe um Reihe mit braungelborange schattierten Schlingen, sie sind verwandt mit Rosagelb, aber viel disziplinierter. Rosagelb war der Ort ohne Raum. Das Licht, die Schlangen, alles war überall, keine Ordnung und doch war alles am richtigen Platz. Hier reihen sich die Schlingen aneinander, lassen keine Lücke, alles wird gefüllt. So ist der Auftrag, den ich in mir spüre, ohne zu wissen, woher und warum.

Das funktioniert sehr gut, ich arbeite langsam und bedächtig, lasse meinen Schlingen alle Zeit der Welt. Eine Kurve, hinauf, die nächste Kurve, wieder hinunter, Kurve, hinauf, hinunter, am Rand der Höhle, am Ende der Reihe geht es in die nächste Reihe darunter, Kurve, hinunter, Kurve, hinauf. So arbeiten wir zu dritt, die Höhle, die Farben und ich. Ich weiß nicht, wer den Takt gibt und den Weg zeigt, ich weiß nur, dass keiner ohne den anderen sein kann. Wir funktionieren nur gemeinsam, es ist wunderschön, meditativ, ruhig, es ist auch ein Tanz, aber ganz anders.

Dann ist die Höhle voll, sie ist fertig. Da ist ein Gang, dahinter die nächste Höhle, wir beginnen von Neuem, Kurven und Wege, symmetrisch und ordentlich, jeder kennt seinen Weg. Wir tragen uns gegenseitig durch die Höhle, durch diese und die nächste und die übernächste und immer weiter. Irgendwann macht die Höhlenkette eine Kurve hinunter, die nächste Höhle, nach links, die nächste Höhle. Unverändert bedächtig arbeiten wir, die Farben bewegen sich in Trance, wir sind nicht schneller und nicht langsamer geworden. Wir gehen unseren Weg, ohne zu wissen und ohne zu fragen. Existieren die Höhlen schon immer? Oder entstehen sie erst in dem Moment, in dem die Farben sich ohne Pause durch sie hindurchbewegen?

Es ist nicht wichtig. Irgendwann haben wir die letzte Höhle erreicht, das erkenne ich daran, dass sie nach unten spitz zuläuft, wie ein Trichter. Der Ausgang ist unten. Wir beginnen oben, Kurve, rauf, Kurve, runter, das Tempo ist unverändert, fast ein bisschen verhalten, wir wissen. Unten angekommen ein Wort.

Fertig.

In der Nähe des Todes schaltet der Körper ein Organ nach dem anderen ab. Er hat nicht mehr viel Sauerstoff übrig, und den braucht er zur Gänze im Hirn. Wenn auch hier der Sauerstoffgehalt weiter sinkt, bleibt zuletzt die Region aktiv, in der wir Farben sehen und Licht. Unser Körper ist gut zu uns. Wir baden in Licht und Farbe, während Organe und Hirn pausieren oder vielleicht ganz abschalten. Wenn die Reanimation erfolgreich war, geht der Weg wieder retour. Als Erstes kommen die Hirnregionen zurück.

Ich habe in Licht gebadet, mit Licht getanzt und war unendlich zufrieden, aber als das Signal kam, als plötzliche die Höhlen da waren und mit Farbe gefüllt werden „mussten", waren mein Weg und meine Aufgabe klar. Ich habe meinem Hirn und meinen Organen geholfen zurückzukommen, sich wieder aufzubauen, Zelle für Zelle und Schlinge für Schlinge. Bis zum Fertig.

Verlockung

Licht lockt mich ins Jenseits.
Erinnerungen quälen.

Ich kann das Himmelstor schließen,
mit großer Behäbigkeit fällt es ins Schloss.
Ich bin immer noch hier.

*Ich war sechs Wochen im künstlichen Koma. Das Wort Tiefschlaf vermeide ich, es
ist zu nahe an dem, wo wir alle uns jede Nacht befinden. Begonnen hat alles Ende
Dezember 2005 mit diffusen Bauchschmerzen. Als ich körperlich immer schwächer wurde, kam ich ins Krankenhaus und dort innerhalb kurzer Zeit auf die
Intensivstation. Ich hatte eine Streptokokkeninfektion, die ursprünglich mit einer
Halsentzündung begonnen hatte, sich dann aber überfallsartig im ganzen Körper
ausbreitete und in einen septischen Schock mit Multiorganversagen mündete. Daran wäre ich fast gestorben. In diese Zeit „verorte" ich den Tanz in und mit den rosagelben Lichterschlangen und auch die Höhlen. Unendlicher Augenblick, der im
echten Leben drei Wochen gedauert hat. Dann ging es mir etwas besser und Mitte
Januar wurde mit dem „Aufwachkurs" begonnen. Ich sollte ganz sanft wieder ins
Leben zurückkommen. An einen dieser Tage habe ich diffuse Erinnerungen, aber
dann wurde es wieder schwarz um mich. Eine zweite Sepsis war aufgetreten und
ich war erneut in Lebensgefahr. Weitere drei Wochen künstliches Koma. In dieser
Zeit habe ich sehr intensiv geträumt, davon berichte ich etwas später.*

*Mein familiäres und soziales Umfeld war in großer Aufruhr, viele Informationen
gingen per Telefon und Mail hin und her. Heute würde man wohl eine WhatsApp-
Gruppe einrichten ... Das Leben außerhalb meines Krankenzimmers ging weiter.
Die folgenden ausgewählten Mails und Briefe von Verwandten, Freundinnen und
Freunden während meines Komas zeigen den Blick von außen und erzählen von
einer Zeit, die ich nicht miterlebt habe. Florian kommt oft vor, er ist mein Mann.*

Inhalt

Teresa

VON: TERESA
AN: FLORIAN
GESENDET: Mittwoch, 4. Januar
BETREFF: *BRIEF AN BRIGITTE*

Lieber Florian,

...

Den folgenden kleinen Brief bitte ich dich, Brigitte vorzulesen. Danke, Florian. Ich wünsche dir für die nächste Zeit die Kraft, Ausdauer und Geduld, die du brauchst. Alles Liebe und hab ruhig den Mut, dich zu melden, wenn du was brauchst. Auch wenn ich dir persönlich einmal nicht helfen kann, vielleicht kenne ich wen ...
Teresa

Hier der Brief:

Liebe Brigitte,
Ich sitze vor meinem PC und habe die schönste Kerze für Dich angezündet. Sie soll mir helfen, Dir heilende Gedanken zu senden. Ihr warmes Licht erfüllt ihr Umfeld und warmes Licht umgebe auch Deine Augen, damit Du Dich geborgen fühlst und gut schlafen kannst.
Einen Schlaf, der Dich wieder gesund macht. Einen angenehmen, gut gebetteten Schlaf, der Dich frei macht von Sorgen und Nöten, schwerer Verantwortung und körperlichem Schmerz.
Ich wünsche Dir Träume von Glück und Freude. In meiner Kerze sind sie widergespiegelt durch die bunten Farben, die sich auftun wie ein Regenbogen.
Sanfte Hände mögen Dich berühren und da streicheln, wo es Dir guttut, und angenehme Klänge und Worte mögen an Dein Ohr dringen und Dir Musik sein.
Liebe Menschen mögen um Dich sein und Dir Kraft und Vertrauen schenken.
Brigitte, wisse einfach, dass ich an Dich denke und für Dich bete, weil Du mir sehr wichtig bist, und damit auch, dass ich mir aus ganzem Herzen wünsche, dass Du nach diesem wohltuenden Schlaf wieder frisch und munter – voller Lebensfreude und -energie – erwachst.
Ich umarme Dich zart.
Teresa

Margit

Margit sitzt an meinem Bett. Sie schweigt. Sie spricht. Sie singt. Ihre Stimme findet einen Weg in meine Seele und trägt sie ein Stück.

Den folgenden Brief hat Margit, eine ehemalige Chorkollegin, 2015 an mich geschrieben. Ich hatte begonnen, an diesem Buch zu arbeiten und sie gebeten, mir aufzuschreiben, woran sie sich aus den ersten Tagen noch erinnern kann. Mit Tom und Sabine war ich früher auch im Chor beisammen.

Liebe Brigitte!

Es war einmal (ich beginne meinen Text an und für Dich ganz bewusst mit diesen Worten) vor vielen Jahren an einem Abend im Dezember: Eine Freundin rief mich an und erzählte mir, dass Du im Spital auf der Intensivstation liegst und es sehr schlecht um Dich steht. Diese Nachricht hat mich sehr betroffen gemacht. Um Dir in irgendeiner Form zu helfen und Dir Kraft zu schicken, hab ich eine Kerze angezündet, die Kammerchor-CD aufgelegt und beim „Abendlied" (von Rheinberger, „Bleib bei uns, denn es will Abend werden") ganz laut mitgesungen, so, als wäre es bis zu Deinem Krankenbett zu hören.

An einem der nächsten Tage gab es einen Singabend bei Tom und Sabine, die auch sehr betroffen waren, und so haben wir Dir unseren Gesang gewidmet. Dann kam der Neujahrstag: Ich saß daheim beim ausgiebigen Frühstück und hörte das Neujahrskonzert. In der Pause hab ich beschlossen, Dich auf der Intensivstation zu besuchen. Ich wusste zwar nicht, ob ich zu Dir darf oder ob jemand von der Familie da war, aber ich wollte es unbedingt versuchen! Ich hatte Glück: Ich durfte zu Dir und Du warst alleine.

Obwohl mir Spitäler durch meinen Beruf sehr vertraut sind, war ich sehr schockiert, Dich so zu sehen: Dein Gesicht und Deine Arme waren stark geschwollen, sodass ich Dich kaum erkannt habe. Um mich wieder zu beruhigen (ich war schließlich gekommen, um DIR zu helfen!), hab ich begonnen, viele, lustige Erlebnisse mit Dir aufzuzählen, die wir in der Vergangenheit gemeinsam hatten.

So kam es an diesem traumatischen Ort zu einer vertrauten Stimmung und Dein anfangs befremdendes Aussehen war nicht mehr wichtig. Ich habe Deine Hand gehalten und zu singen begonnen. Es war mir egal, dass es ein wenig seltsam klang, weil ich zwischen piepsenden Geräten schöne Chorstücke ganz alleine in meiner Altstimme gesungen habe ... Zwischendurch musste ich immer wieder schmunzeln und auch ein bisschen weinen. Aber es hat sehr gut getan, bei Dir zu sein!

Monate später läutete das Telefon - am anderen Ende der Leitung hörte ich eine leise, heisere Stimme, die mir sehr vertraut war: DU! Ich weiß noch genau, wie unwirklich und gleichzeitig „wunder-voll" es war, Dich zu hören! Natürlich habe ich Deinen langen Weg des Gesundwerdens mitverfolgt, aber Deine Stimme aus meinem Telefon zu hören, war überwältigend! Trotzdem konnte ich erst glauben, dass es Dir besser geht, als Heidi und ich Dich (wieder einige Wochen später) im Haus Deiner Familie besucht haben.

Ich war und bin sehr dankbar, dass diese schlimme Geschichte ein „Happy End" bekommen hat und freu mich für Dich und Deine Familie!

ALLES LIEBE UND GUTE AUF DEINEM WEG!

Deine

Margit

Lisa

VON: FLORIAN
AN: LISA
GESENDET: Mittwoch, 4. Januar
BETREFF: AW: MUSIKERSUCHE

Liebe Lisa,

schön, dass Du Dich gerade jetzt meldest; mit Saxophon habe ich (leider) seit einiger Zeit nichts mehr am Hut. Aber die Zeit wäre auch ungünstig dafür: Brigitte ist seit einer Woche an akuter Sepsis (Vergiftung durch eine innere Entzündung) erkrankt, im Tiefschlaf und ihr Leben ist in Gefahr. Ich wollte es Dir und Deiner Familie schon sagen, aber es ist so viel zu tun, aufrechtzuerhalten (Kinder), zu planen, mit der neuen Situation fertigzuwerden ... Bitte richte es auch Deiner Mutter und Deinen Geschwistern aus mit der Bitte, Brigitte viel Lebenskraft zu schicken, wenn es Euch möglich ist.

Kennt Ihr vielleicht eine Frau, die sich für den Job einer „mobilen Tante" für drei Nachmittage interessieren könnte. Ich habe Euch unser Profil angehängt.

Ich hoffe, Euch allen geht es gut, freu mich, von Euch zu hören.

Herzliche Grüße,

Florian

Fabian

VON: FABIAN
AN: FLORIAN
GESENDET: Sonntag, 15. Januar
BETREFF: AW: *HURRA! BRIGITTE IST AM AUFWACHEN!*

Lieber Florian,

das sind hervorragende Neuigkeiten. Ich freue mich sehr für Euch. Bedeutet das, dass die kritische Phase vorüber ist? Kann man schon abschätzen, ob ihre Organe von der Sepsis in Mitleidenschaft gezogen wurden? Konntest Du bereits mit ihr sprechen? Ich wünsche Euch jedenfalls das Beste für den weiteren Verlauf der Genesung! Die Nachricht von ihrer Erkrankung hat uns förmlich geschockt – es war eine unwirkliche, irgendwie unglaubliche Vorstellung, dass Ihr gerade einen netten Nachmittag bei uns verbracht habt und sie kurze Zeit später auf der Intensivstation mit einer schweren Sepsis kämpft.

Hoffen wir, dass sie und Ihr das Schlimmste bald ausgestanden habt – und wir irgendwann wieder einen unbeschwerten Nachmittag miteinander verbringen können. Heute Abend werde ich ein Kerzchen für Brigitte anzünden.

Alles Liebe und Gute für Euch und bis bald,

Fabian

Petra

VON: FLORIAN
AN: PETRA
GESENDET: Mittwoch, 1. Februar
BETREFF: AW: AW: *HURRA! BRIGITTE IST AM AUFWACHEN!*

Liebe Petra,

Schön, dass Ihr an mich/Brigitte/uns gedacht habt. Derzeit schaut's wieder schlecht aus: Brigitte ist erneut im Tiefschlaf, sie hatte eine zweite Sepsis. Sie hat zuletzt eine Bauchfellentzündung und Darmoperation (Teilentfernung, zwei künstliche Ausgänge) ganz gut überstanden, verliert aber stückweise ihre Bauchdecke durch die Nekrosen, hat nun im Körper einige Abszesse (einen auch im Gehirn).

Bisher hat sie das alles halbwegs gut verkraftet – mit nur geringer Beatmung und Kreislaufunterstützung. Alles schaut viel besser aus als in den ersten Tagen und dennoch ist es nicht überstanden.

Die Ungewissheit ist für uns alle (insbesondere für mich und die Kleinen) schwer zu tragen; die Kinder wollen ihre Mami natürlich sehen, schreiben aber tapfer Briefe, richten dies und jenes aus und können mit der Situation erstaunlich klar umgehen. Gabriel, der jetzt dreieinhalb ist, sagte letztens während der gemeinsamen Arbeit am Schreibtisch, eher so nebenbei beim Papierschneiden: „Helena, glaubst du eigentlich, wird die Mamu jetzt zu Ostern bei uns sein oder nicht?"

Helena, die fünf ist, war selbst beschäftigt und antwortete: „Also ich glaub eigentlich nicht, weißt du, die Mama muss viel schlafen und wir stören sie da nur, aber wir fragen mal den Papa, gut?"

So viele Fragezeichen in meinem/unserem Leben gab's selten; da ist es wichtig, dass vieles bleibt und wird wie geplant: die Schule für Helena ab Herbst, meine Arbeit, die Wohnung, in der wir es uns nun besonders gemütlich machen, Freunde treffen, ganz oft die Großeltern, Tanten und Cousinen besuchen und einladen.

Die Frage nach dem Sinn stelle ich mir noch gar nicht; aber Matthias hat mir gestern einen wunderbaren spanischen Satz übersetzt: „Es gibt nichts Schlechtes, was nicht auch wegen einem Guten käme."

Für heute so viel. Ich freu mich über Dein Mitdenken und Nachfragen.

Liebe Grüße an Euch beide,

Florian

Florian erzählt: Hilfe

Die Kinder sind tapfer, aber im Grunde sehr traurig und verzweifelt. Niemand weiß, wann die Mami wieder aufwacht, auch ich kann ihnen diese große Frage nicht beantworten. Ich bin selbst verzweifelt, aber das hat keinen Platz, denn da sind die Kinder, die sind so klein und brauchen ganz dringend meine Stärke.

Zum Glück habe ich Unterstützung, die beiden sind jeden Nachmittag bei einer Tagesmutter, die ganz wunderbar auf ihre Situation eingeht. Sie hat mit den Kindern kleine Heftchen angelegt, in die sie für die Mami zeichnen und schreiben können. Dafür bin ich sehr dankbar.

Aus Helenas Gebetsbuch, aufgezeichnet von Helena selbst (5), übersetzt von ihrer Tagesmutter:

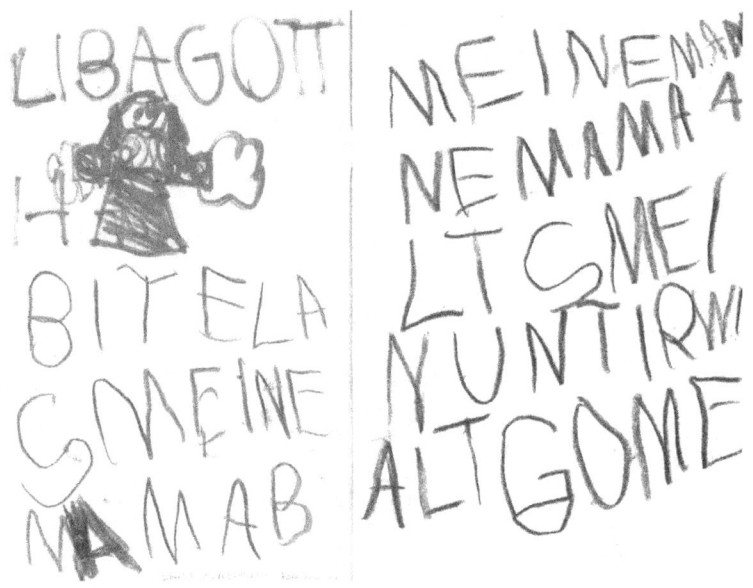

Lieber Gott, lass meine Mama bald kommen!

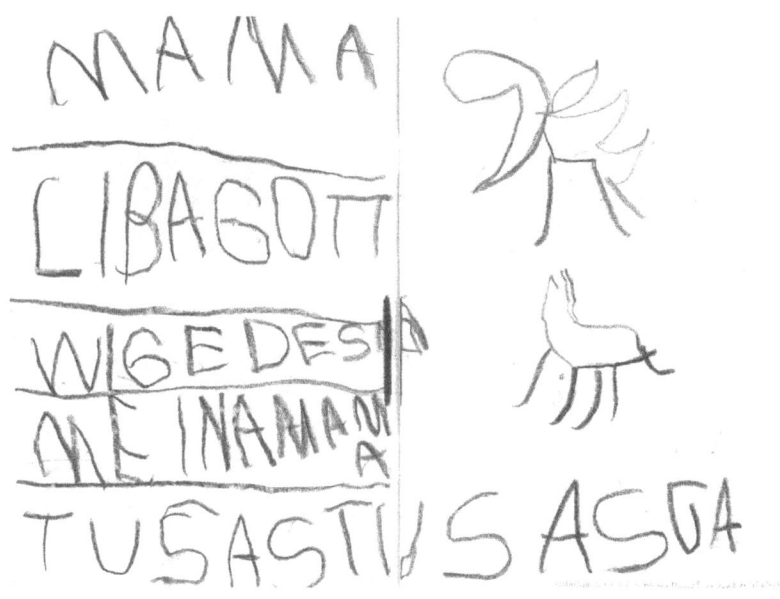

Wie geht es meiner Mama? Du sagst, es ist alles gut.

Ja, es wurde alles gut. Sechs Wochen waren vergangen, das Schlimmste war über-standen und ich wurde langsam aufgeweckt.

Sandra und Christine, von denen ich gleich erzähle, sind zwei Freundinnen, die sich vor meiner Krankheit nicht kannten. Und ich erinnere mich richtig, sie waren an einem meiner ersten wachen Tage tatsächlich einmal gemeinsam da. Das ist nicht selbstverständlich, meine Erinnerung spielt mir manchmal Streiche und dann bin ich völlig überzeugt von Dingen, die sich nachweislich so nicht zu-getragen haben.

Ich wache auf

Sandra und Christine sind gemeinsam da. Das verwirrt mich. Sandra ist eine „Mamafreundin", wir haben uns über unsere Kinder kennengelernt, Christine ist eine Studienkollegin und seit vielen Jahren meine vertraute Freundin.

Sie stehen nebeneinander am Fußende meines Bettes und reden miteinander. Ich nehme sie nur schemenhaft wahr, weiß jetzt nicht mehr, ob ich sie damals erkannt habe. Diese Wahrnehmung ist eingebettet in Halluzinationen, denen ich im Aufwachprozess unterworfen bin.

Die Augen fallen zu, von alleine, so wie sie sich von alleine geöffnet haben. Stunden, Tage oder Minuten später sind sie wieder offen. Andere Menschen sind da, ich verstehe nichts. Die Augen sind wieder zu.

Ich weiß noch immer nicht, wer ich bin. Ich denke auch nicht darüber nach. Ich bestehe nur aus „Sein". Es lebt. Aber ich? Solche Fragen stelle ich mir nicht. Ich stelle mir überhaupt keine Fragen, es ist, als hätte sich mein Hirn in den Urlaub verabschiedet. Meine Augen sind zu und ich fahre mit meiner Zunge an den Zähnen entlang. Wie ein kleines Baby erkunde ich mich mit dem Mund, den Lippen und der Zunge. Sie bleibt an einer Zahnlücke rechts oben hängen. Meine Gedanken auch. Irgendetwas setzt sich in meinem Hirn in Bewegung und rastet ein. Diese Zahnlücke kenne ich.

Ich. Das Wort „Ich" ist wieder da. Ich erinnere mich. Das Wort „Erinnern" ist wieder da. Ich spiele mit der Zahnlücke und weiß, letzten Herbst habe ich mir da einen Zahn ziehen lassen. Ich erkenne mich selbst an meiner Zahnlücke und schlafe ein.

Ich werde wach und sehe Menschen. Sie interessieren mich. Seit ich mein Ich in meiner Zahnlücke wiedergefunden habe, interessiert mich plötzlich meine Umgebung.

Eine Pflegerin steht links von meinem Kopf, sie ist beschäftigt mit den vielen Schläuchen und spricht mit einer Pflegerin rechts neben mir. Die kann ich aber nicht sehen, weil der Kopf leicht nach links gedreht ist und ich mich nicht bewegen kann. Ich weiß nicht einmal, was „bewegen" bedeutet. Ich bin damit beschäftigt, die Pflegerin links von mir wahrzunehmen. Ich bestehe nur aus Wahrnehmen und Schauen und Staunen. Und Schlafen, die meiste Zeit. Die Pflegerin links von mir hat dunkle, kurze Haare, ist groß und schlank und hat ein Gesicht. Sie wäscht mich, glaube ich. Etwas kommt aus meinem Mund, ich weiß nicht, was und wieso, aber sie ekelt sich und sagt das. Ich glaube, sie weiß nicht, dass ich etwas mitbekomme. Sie säubert mich, dann ist alles wieder gut.

Ein Schlauch in meinem Hals pumpt unermüdlich Luft in meine Lungen. Auch die sind auf Urlaub. Alles hat sich in den Urlaub verabschiedet. Oder habe ich alles in den Urlaub geschickt?

So ein Multiorganversagen. Was ist das? Was sagen mir meine Organe, die nacheinander aufhören zu atmen und zu arbeiten. Wie bei der Abschiedssymphonie, eines nach dem anderen geht nach Hause.
„Stopp!", sage ich. „Mein Körper ist doch euer Zuhause!" Aber sie schütteln nur den Kopf. „In diesem Körper können wir nicht bleiben, die Umweltbedingungen sind katastrophal geworden. Alle Energie fließt in Dinge, die wir nicht verstehen. Keiner kümmert sich um uns. Du merkst nicht einmal, wenn wir schwächer werden. Du achtest nicht auf uns!"
„Aha", protestiere ich, „und wer achtet auf mich? Ihr könnt mich doch jetzt nicht verlassen?"
„Doch, das müssen wir, wir drücken den Reset-Knopf. Wir gehen und kommen erst wieder, wenn aufgeräumt ist."

Ich habe geschlafen. Nicht hundert Jahre wie Dornröschen, aber doch sehr, sehr lang.
Dornröschen liegt hundert Jahre einsam in seinem Turm, um das Schneewittchen scharen sich die Zwerge. Ich weiß, wer meine sieben Zwerge sind. Sie bewachen meinen Schlaf. Alles ist gut. Ich bin nicht allein.

Für Florian war es eine Riesensache, dass ich wieder aufgewacht bin, und er hat sich sofort voller Eifer in die „Mobilisierungsunterstützung" geworfen. Davon erzählt folgende Mail.

Sandra

VON: FLORIAN
AN: SANDRA, VERBORGENE EMPFÄNGER
GESENDET: Sonntag, 12. Februar
BETREFF: *FASCHINGSFEST & BRIGITTE*

Liebe Sandra,
anbei einige Bilder vom Kinderfaschingsfest, schick sie bitte auch an Patrizia.
Leitest du die folgenden Absätze an die derzeitigen Brigitte-BesucherInnen weiter?
Vielen Dank!

Liebe BesucherInnen bzw. BegleiterInnen von Brigitte:
Nun habe ich noch einige Gedanken nach meinen täglichen Besuchen der letzten
drei Tage zusammengefasst, die ich gerne allen BesucherInnen mitteilen möchte:
Brigitte muss und möchte sich bereits im Gespräch mitteilen, Fragen stellen, hat
Wünsche oder Schmerzen etc. Dass sie sich mitteilen möchte, ist wunderbar! Leider
ist sie manchmal etwas deprimiert, wenn wir ihre Worte nicht vom Mund ablesen
können (was Christine ganz großartig schafft, ich hingegen überhaupt nicht). Es
gibt zwei wichtige Hilfsgeräte: Das Clipboard mit der Alphabet-Leiste, mit dessen
Hilfe Brigitte ihre Gedanken mitteilen kann. Bitte nutzt dieses Alphabet, wenn Ihr
Brigitte nicht versteht. Ich mache es meist so: Wenn Brigitte mir etwas sagen möchte, was ich nicht verstehe, dann zeigt sie mit den Augen, dass ich das Alphabet holen
soll. Ich stelle mich damit vor sie hin und bitte sie, sich ein Stichwort zu überlegen,
das mich auf die Spur bringen kann. Sie überlegt, dann bitte ich sie um den ersten
Buchstaben des Wortes und sie sieht ihn auf der Leiste an. Ich schaue auf ihre Augen
und fahre mit dem Finger auf der Leiste bis zu dem Buchstaben, den sie anschaut.
Sie zeigt mit den Augen, ob ich weiter- oder zurückmuss und durch Zwinkern, dass
ich am richtigen Buchstaben bin. Den schreibe ich auf das leere Blatt am Clipboard
vorne und es geht weiter mit dem nächsten Buchstaben. Das funktioniert meist gut
(außer wenn sie müde wird) und hilft ihr aus der Mitteilungslosigkeit.
Das zweite Clipboard hat zwei Abfrageseiten mit „häufigen Wünschen" von Brigitte. Bitte geht diese Liste zu Beginn eures Besuches durch. So kann Brigitte mitteilen,
was sie vielleicht schon längere Zeit vor dem Besuch beschäftigt hat, zum Beispiel

bitte absaugen (Schwester rufen), bitte kratzen (wo?), habe Angst oder Schmerzen, mir ist kalt oder heiß ...

Das sind aktuell häufige und ganz einfache Wünsche von Brigitte:

Brille verrutscht – bitte wieder hinter das Ohr einspannen.

Bein schmerzt – bitte Schwester zum Umlagern rufen.

Durst – bitte einen der Zitronensticks zum Mund führen, das lindert den Durst (liegen in der Nähe oder Schwester fragen).

Bitte erfragt diese Dinge selbst im Laufe des Gesprächs, dann muss Brigitte es nicht selbst mit viel Aufwand „ansprechen".

Nun beginnt die Phase der körperlichen Mobilisierung: Brigitte trainiert aktuell die Lungenmuskulatur (und macht große Fortschritte), die Finger (Greifbewegung), die Füße. Sie wird bald aufgesetzt und soll bald „Bodenhaftung" bekommen (die Physiotherapeutin hat schon knöchelhohe Schuhe bei mir geordert ...). Wir können sie gut unterstützen: durch Feedback (ihr mitteilen, welche Fortschritte wir wahrnehmen) und durch Bestärkung (es uns zeigen lassen).

Wer möchte (und wenn sie selbst es möchte), kann mit Gegendruck ein wenig mit ihr trainieren, zum Beispiel die Füße: den ganzen Fußballen in die Hand nehmen und ihrer Bewegung mit leichtem Gegendruck begegnen.

Brigitte nimmt die Herausforderung der langsamen Rehabilitation nach meinem Empfinden erstaunlich entschlossen an. Ich bin tief berührt von der Geduld, dem Langmut und dem Eifer, mit dem sie nun unterwegs ist.

Und ich möchte Euch allen Danke sagen für das großartige Dranbleiben (besuchen, nachfragen, Brigitte aufmuntern und begleiten) über nun schon so lange Zeit.

Euer Florian

Das erste Datum, an das ich mich erinnere, ist der 9. Februar. Ich bin völlig verblüfft, wie intensiv drei Tage danach bereits an meiner Mobilisierung gearbeitet wurde und dass die Clipboards schon da waren. In meiner Erinnerung hat der erste langsame Aufwachprozess mindestens eine Woche gedauert, eher länger. Die Zeitwahrnehmung war völlig aus dem Gleichgewicht.

Und nur so nebenbei: Die Zitronensticks fand ich grässlich.

3 Wach sein

3.1 Zurückfinden

Ich war nicht allein. Und das war gut so, denn zwischen meinen Schlaf- und Wachphasen fand ich mich überhaupt nicht zurecht. Auch als ich schon mehrere Tage wach war, verirrte ich mich noch oft.

Ich war sechs Wochen im künstlichen Koma, aufgeteilt auf zwei Mal drei Wochen mit einem Tag Dämmerzustand dazwischen.

In den ersten drei Wochen habe ich mit den Farben (dem Tod?) getanzt und wäre vermutlich bereit gewesen, dort zu bleiben. In dieser Phase – sowie in der Phase der Schlingen – hatte ich keine Angst, ganz im Gegenteil. Ich war geborgen und aufgehoben, ein Instinkt hat mich geleitet, ich konnte mich dem Geschehen einfach anvertrauen.

In den zweiten drei Wochen (nach der zweiten Sepsis) musste ich mich durch Albträume kämpfen. Ich habe um mein Leben gerungen, ich wollte nicht sterben. Denn dass es darum ging, war mir vollkommen klar. In meinem Kopf wurde sichtbar, was tatsächlich mit meinem Körper geschah. Täglich neue Bedrohungen durch Keime und Komplikationen. Täglich neu musste mein Körper mit aller Kraft kämpfen. Und er hat es geschafft, dieser Körper, immer und immer wieder.

Traumreste

Es treibt mich durch den Albtraum. Wir befinden uns im vierten Stock eines Hauses in der Mauthnergasse in Wien, im Dachgeschoss. Es gibt nur drei kleine Fenster, die sich vom Boden weg unter der Dachschräge ducken. Links von mir ist eines einen Spalt offen! Ich bin festgeschnallt auf einem Holzbrett, einem Sprungbrett ähnlich, unter mir ist ein Wasserbecken. Da sind noch andere Menschen, die auf ähnlichen Brettern festgeschnallt sind. Ich weiß nur eines: Unter keinen Umständen darf ich hinunterfallen, das Becken ist voll Säure, wenn ich hineinstürze, sterbe ich qualvoll.

Wie irre beginne ich, an meinen Gurten zu ziehen und zu zerren, will mich befreien, muss mich befreien, dann kann ich aus dem Fenster springen, da breche ich mir zwar alle Knochen, aber das ist mir egal.

Es gelingt mir nicht.

Vor Monaten wurde ich entführt, seit Monaten bin ich auf der Flucht vor meinen Mördern. Immer wieder wurde ich entführt. Und immer wieder schaffte ich es mit aller Kraft, mich zu befreien. Jetzt gelingt es mir nicht mehr.

Ich nehme die Angst mit.

Der Raum verändert sich. Ich nehme ein Bett wahr, darin liege ich. Es ist weiß bezogen. Weich. Rundherum sind Wände und Türen aus Glas, alles ist durchsichtig. Mir schräg gegenüber ist eine Tür, daneben reihen sich endlos weiß bezogene chromstahlblitzende Betten aneinander, sie verlieren sich im Fluchtpunkt irgendwo zwischen Glas, Weiß und Nichts.

Florian steht neben mir. Ich bekomme Angst, haben sie ihn jetzt auch entführt? Er ist so entspannt, fürchtet er sich nicht? Ich muss ihn warnen, er muss schnell weg von hier. Er nimmt es nicht wahr, ich kämpfe umsonst, er versteht mich nicht, er merkt es nicht. Panik und Verzweiflung breiten sich in mir aus.

Er ist wieder weg.

Eine Frau ist da. Sie ist klein, hat ein rundes Gesicht und ist blau gekleidet. „Na, wie geht es Ihnen?", sagt sie zu mir. „Hatten Sie heute schon Besuch?"

Ich verstehe nichts. Die haben mich entführt und jetzt wollen sie wissen, ob ich schon Besuch hatte. Mit großen Augen schaue ich sie an, unfähig zu einer Reaktion, ich kann mich überhaupt nicht bewegen, mein verständnisloser Geist ist gefangen in meinem reglosen Körper.

Es ist Nacht. Ich stehe in der Gabrielerstraße, um die Ecke ist das Krankenhaus. Die Morgendämmerung ist schon da und ich werde langsam nervös, ich weiß, ich muss bei Tagesanbruch zurück in meinem Bett sein, sonst bekomme ich Schwierigkeiten. Ich darf nicht rausgehen und nur nachts, in der Dunkelheit, gelingt es mir, mich draußen zu finden. Jetzt muss ich schleunigst zurück, bevor es hell wird und die Menschen mich hier im Krankenhaushemd stehen sehen. Meine Füße stecken in Bleischuhen. Ich rudere mit den Armen und komme keinen Millimeter weiter.

Gemütlich

Ich liege auf weiße Wolken gebettet. Der Oberkörper ist ein wenig hoch gelagert.

Ganz entspannt kann ich meinen Kopf in den weichen Kissen hin und her rollen. Für kurze Zeit ist es auf einer Seite ganz perfekt, dann wird es anstrengend, ich bewege den Kopf auf die andere Seite und dort ist es dann auch perfekt. Kurzzeitig.

Den Kopf zu rollen, ist eine interessante Sache. Meine Augen sind geschlossen und ich spiele mit der Drehung meiner Halswirbelsäule. Als ich damit begann, krachte es darin. Mittlerweile geht es besser, die Bewegung ist schon weicher geworden.

Und so liege ich. Mit geschlossenen Augen.

Eine Pflegerin ist bei mir. Sie steht neben meinem Bett, ist mir zugewandt, sieht mich an und streicht über meine Stirn. Sie wäscht mein Gesicht. In meinem Kopf stecken Schläuche. In einem Nasenloch einer und zwei im Mund, einer in jedem Mundwinkel. Behutsam säubert sie alles. Etwas gefällt ihr nicht. Meine Zunge hängt heraus. Sie schmiegt sich an den linken Schlauch und hat es gemütlich.

„Nehmen Sie doch die Zunge hinein", sagt sie zu mir. Warum, wo es doch so angenehm ist? Aber gut, ich bin folgsam und lasse die Zunge verschwinden. Die Zunge ist nicht folgsam und fällt wieder heraus. Eigentlich fällt sie nicht, sondern rutscht eher so dahin. In den linken Mundwinkel. Ich höre das noch öfter, auch von anderen Pflegerinnen, ich möge doch bitte meine Zunge im Mund lassen. Aber es ist anstrengend, sie drinnen zu behalten.

Meine Zunge geht auf Wanderschaft. Beide Schläuche sind weg aus dem Mund und so hat sie viel Platz für Erkundungen. Zuerst einmal sich selbst. Ich kaue darauf herum, lasse sie sich hierhin und dorthin drehen, aus dem Mund rutschen und wieder hinein. In meinem Mund habe ich Zähne. Daran kann sie entlangspazieren, von Zahn zu Zahn und immer wieder zurück in die Lücke, an der ich mich selbst wiedererkannt habe, noch ganz im Dämmerzustand, ohne zu wissen, wie und was.

Während ich im Krankenhaus damit beschäftigt war, mit meiner Zunge zu spielen, ging zu Hause das Leben weiter. Aber die Mama-Rolle war unbesetzt, die Mama hat gefehlt. Das wird in den folgenden Dialogen deutlich, besonders im dritten, wo Gabriel seine ältere Schwester kurzerhand zur Mama erklärt.
Florian hat die Dialoge für mich aufgeschrieben.

Florian erzählt: Ich pass auf dich auf, Bruder

Helena ist fünf, Gabriel bald vier Jahre alt.
Morgens. Stimmen aus dem Kinderzimmer.

G: Du, Helena, ich kann schon Auto fahren!
H: Aber Gabriel, du darfst ja erst den Führerschein machen, wenn du so alt bist wie die Magdi. Und wenn du so alt bist wie die Mama, dann kannst du richtig gut Auto fahren. Du musst nur viel üben!
G: Weißt du was, Helena, dann werd ich ganz fest aufpassen, dass ich mit dem Rutschauto nicht mit anderen Kindern zusammenkrache.

(Pause)

G: Helena, ich hab heute sogar eine Hose an.

H: Ja, weißt du warum? Du bist gestern früher eingeschlafen.

G: Ja, im Auto.

H: Nein, zu Hause auf dem Sofa.

G: Nein, im Auto.

H: Hmm, Gabriel (lacht dabei): zu Hause auf dem Sofa.

G: Ich weiß jetzt, wo. (Pause) Ich bin auf dem Sofa eingeschlafen.

H: Nein, Gabriel, im Auto! (beide lachen)

(Pause)

H: Oh, Gabriel, mein kleiner Bruder.

G: Mama!

H: Ja, mein Kleiner. Meine Susi! *(Susanne ist die jüngere von zwei Schwestern in der Nachbarschaft, Birgit die ältere, Anna und Martin deren Eltern.)*

G: Und Du bist die Anna-Mama, Helena!

(kurze Pause)

H: Nein, Gabriel. Das geht nicht. Ich bin die Birgit – und die Mama ist die Anna. So und jetzt leg dich wieder hin, Susi. Ich pass auf dich auf, Bruder!

Mein fünfjähriges Mädchen hat hier etwas Großes geschafft, sie hat die Rollenverteilung wieder richtiggestellt. Die fehlende Mama war gar nicht so weit weg, nur zwei Kilometer, und doch unerreichbar. Ganz zu Beginn meiner Wach-Zeit konnten sie mich noch nicht besuchen (Florian erzählt davon später mehr).

Zu meiner Freude bekam ich oft anderen Besuch, zum Beispiel von Gerhard, einem langjährigen Freund.

Gerhard

Reglos liege ich im Bett und schaue vor mich hin. Im Augenwinkel sehe ich einen Schatten in der Türe, jemand kommt herein.

Es ist Gerhard, der noch nicht hereinkommt, sondern offenen Mundes in der Türe stehen bleibt. Ich freue mich, ihn zu sehen, und schaue ihn an.

Er schlägt die Hände zusammen und ruft: „Pfau, du schaust gut aus!" Äh, wie bitte? Ich schaue langsam zu meinem Körper, sehe Verbände und Flecken, Schläuche und Kabel, meine reglosen Hände und verstehe nicht. Gut? Was ist hier, bitte, gut?

Was ich nicht weiß: Gerhard war während der letzten Wochen oft bei mir, hat all den Wahnsinn mitbekommen. Heute sehe ich ihn zum ersten Mal an, mit meinen erst seit ganz kurzer Zeit wieder offenen Augen. Wie so viele andere auch hatte er gedacht, er könne nie wieder in diese Augen sehen.

Gerhard kommt immer wieder zu mir. Er ist einer der „15", das hat er mir erzählt. Nachdem ich in den ersten Tagen unendlich viel Besuch bekommen hatte, war Florian gebeten worden, eine Liste von 15 Personen zusammenzustellen. Die durften zu mir. Einzeln oder zu zweit.

Jetzt, da ich wach bin, kommen auch andere, jetzt kann ich gefragt werden, ob ich Besuch möchte, und ich möchte immer! Super ist, wenn zwei gemeinsam da sind. Die können sich miteinander unterhalten und ich kann zuhören. Das mag ich.

Stimme

Ich schaue. Zwischen Wachen und Schlafen sind meine Augen offen oder zu, Menschen da und wieder weg. Meine Zunge spielt unverändert herum und ich öffne den Mund. Ich bewege die Lippen, aber kein Ton kommt heraus.

Mein Brustkorb hebt und senkt sich. Ich atme. Aber nur deshalb, weil eine Maschine mich atmet, mich beatmet. Ich hänge an der Beatmungsmaschine. Das ist ein Riesenkasten links von mir. Er ist sehr laut. Von diesem Kasten führen zwei dicke Schläuche zu mir. Einer ist blau, der andere weiß. Sie stecken an einer Kanüle, die ihrerseits in meinem Hals steckt. In meiner Luftröhre. Über diese Kanüle pumpt die Maschine Luft in meine Lunge und nimmt die alte wieder mit. Meine Lunge muss sich von ihrem Totalausfall erst wieder erholen, alleine schafft sie es noch nicht.

Es steckt aber nicht nur eine Kanüle in meinem Hals, sondern auch ein Ballon rund um den Schlauch in meiner Luftröhre. Das gehört zur künstlichen Beatmung, ich weiß nicht, warum. Dieser Ballon bewirkt, dass bei aller Anstrengung kein Ton aus mir rauskommt. Ich kann nicht sprechen.

Und so liege ich und schaue. Beobachte und denke. Manchmal fragen mich Menschen etwas, ich kann sie dann nur groß anschauen und versuchen, mit meinen Augen eine Art von Antwort zu geben. Ich weiß es noch nicht, aber das wird drei Wochen so bleiben.

Medikamente

Es gibt über den Tag verteilt viele Rituale, eines davon ist die Medikamentengabe. Hinter meinem Kopf, im Nachbarraum, richtet die Pflegerin alles her. Ich kann hören, wie sie Schränke öffnet und schließt, Flaschen öffnet, Verpackungen aufreißt. Das dauert sehr, sehr lange. Zeitwahrnehmung ist eine eigene Sache hier. Alles dauert ewig. Ich höre sie rumoren und weiß, bald ist sie da, mit einem Arm voll Flaschen und Spritzen, verteilt auf verschiedene Nierenschalen und andere Behälter.

Da ist sie. Sie hat nicht den Arm voll, sondern fährt alles auf einem kleinen Wagen herein. Es gibt vielerlei: Zuerst kommen die großen Spritzen für die Perfusoren, das sind Geräte, in die mehrere große Spritzen eingespannt werden. Deren Inhalt fließt dann während des Tages durch kleine Schläuche in den großen Zugang im Hals.

Ja, der Zugang im Hals: Rechts zwischen Ohr und Schulter steckt ein großer Schlauch in meinem Hals, ich glaube, in einer Vene. Da kommt alles hinein.

Ich glaube, sogar das Essen, aber da bin ich mir nicht sicher. An diesem großen Schlauch hängt ein Bündel kleiner und dünner Schläuche, das alles liegt aufgefächert neben meinem Kopf. Ich kann es nicht gut sehen, das ist schade, weil ich überall zuschauen möchte.

Gut, also die großen Spritzen stecken alle in den Perfusoren. Dann kommen die kleinen Spritzen. Die bekomme ich direkt in die kleinen Schläuche. An jedem befindet sich ein buntes Kreuz. Die Pflegerin nimmt routiniert einen Schlauch in die Hand, steckt die Spritze auf, dreht das Kreuz in eine geheimnisvolle Richtung und drückt den Inhalt hinein. Kreuz wieder drehen und Spritze raus. Ich verdrehe mir den Kopf und möchte zuschauen. Schwierig. Diese Kreuzchen an den Schläuchen beschäftigen mich sehr. Irgendetwas verstehe ich da nicht. Zum Schluss hängt sie die Flaschen mit den ganz normalen Infusionen auf.

Manche Spritzen schmecken nach etwas. Eine ist fruchtig, die mag ich. Bei einer anderen wird mir in der Sekunde glühend heiß, das ist sehr unangenehm, aber es geht schnell wieder vorbei. Die Pflegerin weiß davon nichts, weil ich es ihr nicht sagen kann.

Florian erzählt: Ein Wunsch in der Not

Während Brigitte bemüht ist, im Krankenhaus ihren Alltag zu bewältigen, versuchen wir das zu Hause auch. Es ist so ein Glück, dass meine Frau, dass die Mami wieder wach ist.
Helena hat vor einigen Tagen im Kindergottesdienst ein Mobile gebastelt. Nun kommt sie damit aus ihrem Zimmer.

H: Schau mal Papa, selbst geschrieben: „Gott liebt dich!"
F: Da schau ich aber! Du hast ja die Kartonstücke neu bemalt. Und beschrieben. Eine tolle Idee!
H: Ja, die ist von mir!
F: Gott liebt dich, Helena!
H: Ja, und den Gabriel und dich. Und die Mama am mehrsten!

Helena zieht sich wieder in ihr Zimmer zurück. Ein wenig später geht die Türe ihres Zimmers erneut auf, sie schaut heraus und ruft: „Wie schreibt man ‚Zeiten‘? Da soll nämlich stehen ‚für alle Zeiten‘."

Für alle Zeiten … ein großer Wunsch eines kleinen Mädchens, geboren aus der größten Not. Jetzt wo die Mami wieder wach ist, soll sie das auch bleiben – für alle Zeiten.

Rotkäppchen

Ich liege im Bett. Plötzlich kommt Rotkäppchen zur Türe herein. Es hat einen Korb am Arm hängen, darin ist aber kein Wein und auch kein Kuchen. Ich bin verwirrt. Es ist Doris. Wir kennen uns seit ein paar Jahren, sie ist Cranio-Sacral-Therapeutin, ich war mit den Babys ein paar Mal bei ihr. Sie wohnt weit weg.

Doris bemerkt nichts von meiner Verwirrung. Sie schaut mich freundlich an, geht um das Bett herum und stellt ihr Körbchen ab. Sie bewegt sich, als wäre sie hier zu Hause. Aus dem Körbchen nimmt sie einen CD-Player, sie steckt ihn an und legt eine CD ein. Meeresrauschen erfüllt mein Zimmer, Meeresrauschen und Klänge aus einer anderen Welt. Meine Seele löst sich auf und macht sich ganz breit in mir. Ich fließe hinein in diese Musik. Doris kommt wieder herum um das Bett und stellt sich an meine rechte Seite. Sie berührt meine Hand und sieht mir in die Augen. „Hallo", sagt sie, „du bist ja wach." Ich schaue sie mit großen Augen an. Ich kann überhaupt nicht verstehen, wieso sie da ist, was sie hier macht, woher sie weiß, dass ich da bin. Aber ich freue mich sehr.

„Ich komme schon seit sechs Wochen zu dir", sagt sie. „Der Florian hat mich angerufen, das war so rund um Silvester. Er hat mir erzählt, dass du sehr krank bist und jemand in eurer Familie die Idee hatte, eine Cranio-Sacral-Therapeutin dazuzuholen. Deshalb bin ich da. Ich behandle dich seit sechs Wochen jeden Tag, nur am Wochenende nicht." Ich kann nur staunen. Was ist bloß alles passiert in diesen sechs Wochen? Ich habe keine Ahnung.

Sie legt die Hand auf mein rechtes Knie. „Ich arbeite bei dir immer über die Beine", sagt sie, „mit dem rechten Knie fange ich an." Und sie legt mir ihre sanften, heilenden Hände auf und spürt meinem Cranio-Rhythmus nach. Ich schließe die Augen und genieße. Ganz langsam und behutsam arbeitet sie, lange Zeit ist sie bei meinen Füßen. Sie hält sie an den Fersen. Einfach nur halten und hineinspüren. Es ist eine Wohltat für Körper und Seele.

Irgendwann ist sie fertig. „Bis morgen", sagt sie und geht mit ihrem Körbchen davon.

Doris

Ein Engel nimmt meine Füße bei der Hand
und leitet mich sicheren Schrittes
nach Hause.

Liebe Brigitte,
ich erzähle dir, wie es war, am Anfang.
Florian hat mich angerufen und erzählt, wie krank Du bist und wie schlecht es um Dich steht. Er war sehr verzweifelt, aber auch sehr zielstrebig in seiner Art, Hilfe zu holen. Er hat alles für Dich getan. Er hat mich gebeten, zu Dir zu kommen und mit Dir zu arbeiten. Puh, was für eine Aufgabe, was für eine Verantwortung.
Am nächsten Tag bin ich zu Dir gefahren. Ich war in meinem Leben vorher nie auf einer Intensivstation, geschweige denn, dass ich dort gearbeitet hätte. Ich war aufgeregt und ein bisschen nervös.
Weißt Du, Du hast geschlafen, ich konnte nicht mit Dir sprechen, Dich nichts fragen. Und Du hast so ganz anders ausgesehen. Dein ganzer Körper eine einzige große Wunde, ich wusste nicht mal, wo ich Dich überhaupt berühren darf.
Lange Zeit habe ich Dich einfach nur angesehen. Die Pflegerinnen waren sehr lieb, sie haben mir ein bisschen von meiner Scheu genommen. Es war eine behutsame Atmosphäre.
Dann habe ich Dich berührt. An den Füßen. Ich habe viele Tage lang einfach nur Deine Füße gehalten und Deinen Rhythmus gespürt. Weißt Du, Du warst so voll von all

diesem Gift, ich wusste, das ist meine erste und wichtige Aufgabe, alles rauszuputzen. Reinigen, reinigen, reinigen. Nach ungefähr fünf Tagen habe ich eine Veränderung wahrgenommen, ich hatte das Gefühl, die Systeme in Dir beginnen wieder zu laufen. Also laufen ist vielleicht übertrieben, aber es gab Antwort. Dein Körper hat auf mich reagiert. Das tat so gut. Aber Deine große Wunde am Bauch wurde immer größer, du hattest noch einen sehr langen Weg vor dir.

Reinigung und Erdung, das habe ich bei Dir gemacht. Ich habe Dich bei den Füßen genommen, um Dich zu erden, um Dir wieder einen Boden unter den Füßen zu geben. Nach drei Wochen dann erst Freude und unmittelbar darauf die nächste Katastrophe. Sie hatten Dich schon ein bisschen aufgeweckt, es hieß, es geht aufwärts, das Schlimmste ist überstanden. Ich war so froh. Und am nächsten Tag: eine zweite Sepsis durch einen anderen Keim, der Deinen Darm zerstört hat. Sie mussten Dich erneut in Tiefschlaf legen, operieren, und es war nochmals ganz schrecklich. Wieder haben wir nicht gewusst, ob Du das überleben wirst.

Nach diesem Rückfall haben sie Dich dann in das Einzelzimmer verlegt. Das war sehr gut. Draußen im großen Saal warst Du allem so ausgeliefert, hier drinnen konnte endlich Ruhe einkehren. Das war auch für meine Arbeit mit Dir gut, ich konnte mich viel besser auf Dich einstellen.

Drei Wochen hat es dann noch mal gedauert, aber danach warst Du endlich wach. Was für eine Freude das war. Du konntest zwar nicht mit mir reden, aber es war schon wunderbar, nur mit Deinen Augen zu kommunizieren. Du hast Dich immer so gefreut. Für mich war das eine sehr große Sache, schwierig zu Anfang, aber mit der Zeit habe ich da reingefunden. Ich bin so froh, dass Du es geschafft hast.

Alles Liebe!

Doris.

Doris war damals immens wichtig für mich. Sie kam mit großer Beständigkeit, täglich, alleine das war wunderbar. Ihre Behandlungen haben mir so gut getan. Meine Mutter ist immer noch fasziniert davon, wie „einfach" ich damals nach sechs Wochen aufgewacht bin. „Du hast einfach die Augen aufgemacht", sagt sie heute. Meine Familie war vom Pflegepersonal darauf vorbereitet worden, dass die Aufwachphase sehr schwierig sein könnte. Viele Patienten würden aggressiv, so etwas in der Art. „Bei dir war nichts", sagt sie, „du warst einfach wieder da." Ich bin überzeugt davon, dass Doris mit ihrer „Reinigungsarbeit" an diesem wundersamen „einfach aufwachen" einen sehr großen Anteil hat, und stell mir das so vor: Die Ärzte haben mir den Flughafen und die Landebahn gebaut und Doris hat mich bei der Hand (eigentlich beim Fuß) genommen und mich hinunterbegleitet. Wie gut, dass ich damals beides bekommen konnte.

Durst

Ich werde gewaschen, so wie jeden Tag. Seit etwa einer Woche bin ich wach und sehr damit beschäftigt, den Alltag hier zu verstehen und so gut wie möglich mitzumachen.

Die Pflegerin ist sehr lieb und wäscht mich mit viel Geduld und Aufmerksamkeit. Sie reinigt die Schläuche, die an allen möglichen Stellen aus meinem Gesicht kommen (Mund, Nase, Hals …). Dann wäscht sie mir das Gesicht. Sie taucht den Waschlappen in das warme Wasser und streicht damit über Augen und Wangen. Als sie über meinen Mund fährt, beginne ich reflexartig, an dem Waschlappen zu saugen. Unglücklicherweise ist ihr Finger dazwischen und ich beiße sie, wir erschrecken beide und ich versuche, mich mit meinen Augen zu entschuldigen.

Sie ist super! Sie fragt: „Mei, haben Sie Durst?"

Ich mache große Augen, nicke, so deutlich ich kann, und bettle mit allem, was mein Gesicht an Ausdruck hergibt, um Wasser.

Sie legt den Waschlappen zur Seite und sagt: „Warten Sie, ich frage nach." Sie ist wirklich super.

Ja, ich darf! Was für eine Aufregung. Sie füllt einen Becher mit Wasser, drückt den Schnabeldeckel drauf und steckt in den Schnabel einen Strohhalm. Damit kommt sie zu mir. Es ist unglaublich. Ich trinke! So ein Genuss. Von jetzt an müssen alle, die zur Türe hereinkommen, mir zu trinken geben. Immer.

Atmen lernen

Ich liege im Bett und schaue in die Luft. Eine Pflegerin kommt zu mir. Fein. Ich freue mich immer, wenn jemand kommt, mir ist oft so schrecklich langweilig.

Heute erklärt sie mir etwas Neues: Meine Lunge müsse sich nach dem Totalversagen erst erholen, alleine atmen sei noch nicht möglich. Damit ich das wieder lernen könne, gebe es eine Möglichkeit, die Lunge zu trainieren. Dafür schließe sie mich jetzt für kurze Zeit an eine andere Beatmungsmaschine an. Nur kurz, um es einmal auszuprobieren. Es könne anstrengend sein, aber ich solle mich nicht fürchten, es könne mir nichts geschehen. Sie steckt um und in der Sekunde werde ich panisch. Hilfe! Das funktioniert gar nicht! Bei diesem Gerät muss ich gegen einen Widerstand atmen – das ist eine heftige Veränderung zu der anderen Maschine, die ohne jegliches Zutun meinerseits die Luft einfach in mich hineinpumpt.

Sie verspricht, dass es nur für fünf Minuten ist, und sie bleibt bei mir. Sie sitzt neben meinem Bett, hält meine Hand und atmet mit mir. Sie versucht, mir zu helfen, einen Rhythmus zu finden. Schwierig. Nach fünf Minuten bin ich erlöst und völlig fertig.

Tags darauf, eine andere Pflegerin, dieselbe Prozedur. Ich realisiere langsam, dass das noch öfter auf mich zukommen wird. Und es wird schlimmer.

Am dritten Tag muss ich dreißig Minuten schaffen. Eine halbe Stunde! Schrecklich, furchtbar, entsetzlich. Ich versuche, mich zu wehren, zu verhandeln. Das ist schwierig, weil ich nicht reden kann, und Kopf wegdrehen hilft auf die Dauer nicht.

Eine halbe Stunde also. Ich will, dass sie bei mir bleibt. Ich kann nicht auch noch alleine sein dabei. Aber das geht nicht und so fixiere ich die nächsten dreißig Minuten den Wecker, der mir gegenüber an der Wand hängt. Meine Augen gehen mit dem Sekundenzeiger im Kreis und es dauert ewig.

Nach dreißig Minuten werde ich unruhig. Was soll das? Wieso kommt keiner? Dann ist die Pflegerin da und lobt mich. Gut hätte ich das gemacht und ich würde ja sehen, dass das gar nicht schwierig sei ... Die hat nicht die geringste Ahnung!

Nächste Steigerung: zwei Mal pro Tag. Und nicht nur eine halbe Stunde, sondern eine ganze, oder zwei. Und dann dreht eine der Pflegerinnen auch noch den Wecker zur Wand. Ich solle nicht die ganze Zeit auf die Uhr schauen, sondern mich aufs Atmen konzentrieren. Die sind so gemein.

Eine sagt: „Wieso führen Sie sich so auf? In der Nacht geht's ja auch." Ich schaue sie groß an. Wie bitte? Die hängen mich in der Nacht an dieses Gerät? „Ja, sicher", sagt sie, „und da machen Sie das tadellos. Stundenlang." Gut, okay, bitte. Dann hängt mich die ganze Nacht dran, solange ich schlafe und das nicht merke, ist mir alles egal. Aber leider geht das nicht. Ich muss aktiv mitarbeiten.

Es gibt hier wenig, wovor ich mich fürchte. Ich bin medikamentös sehr gut abgeschirmt, habe selten Schmerzen und bin auch sonst oft ganz guter Dinge. Aber dieses Gerät ist mein Untergang!

Florian erzählt: Noch nicht

Es ist spät geworden. Du bist schon längst eingeschlafen, ganz ermattet von dem anderen Beatmungsgerät, an das sie dich am späten Nachmittag wieder für eine Stunde angeschlossen haben. Ich schreibe noch eine Aufwachkarte für dich. Dann schließe ich die Tür hinter mir und gehe die paar Schritte zum Stützpunkt nach vorn, an anderen Betten im Großraum entlang. Nur wenige größere Lampen leuchten, dazu die vielen kleinen Dioden und Anzeigen an den Geräten. Aus der Glasfront des Stützpunktraums kommt helles Licht.
Pflegerin A. steht in der Nähe des Eingangs vor einer Arbeitsfläche und schreibt. Sie sieht mich, dreht ihren Kopf, lächelt mich an.

F: Danke, dass ich heute länger da sein durfte.
A: Es tut ihr gut, wir merken das.
F: Okay. Danke dafür, wie Sie mit meiner Frau umgehen, so umsichtig, Sie haben sie gut im Blick, auch was Sie von ihr fordern müssen. Selber atmen lernen müssen ist der Horror für sie.
A: Ja, daran führt kein Weg vorbei. Aber wir sind bei ihr.

F: Das meine ich eben. Dieses Vertrauen, das sie auch spürt.

A: Was ihr übrigens guttun würde: wenn Sie bald einmal ihre Kinder mitbringen. Sie vermisst sie sicherlich sehr.

Die Kinder mitbringen. Darauf kann ich nicht gleich etwas sagen. Vermissen, ja natürlich vermisst du die beiden Kleinen. Oft lässt du, wenn ich bei dir bin, deine Augen über die großen Bilder wandern: den Leuchtturm von Helena, der auf einem Felsen steht mit uns vieren neben dem Eingang zum Turm. Oder daneben die Familie, die Gabriel in Anlehnung an das Werk der etwas älteren Schwester gezeichnet hat: vier Kopffüßer, die sich an den Händen halten. Wenn ich Geschichten von uns dreien von zu Hause erzähle – die heitersten – erhellt sich oft dein Gesicht und deine Augen wandern wieder zu den Bildern. Und doch bin ich mir nicht sicher, ob jetzt schon die richtige Zeit für einen Besuch der Kinder ist. Etwas passt noch nicht. Ich kann es in diesem Moment nur nicht beim Namen nennen.

F: Ja, sie vermisst sie, da bin ich mir sicher. Aber ich brauche noch Zeit, das geht mir irgendwie zu schnell. Keine Ahnung.

A: Ist okay. Gute Nacht.

F: Danke, Ihnen auch eine gute Nacht.

Die Türe der Intensivstation fällt gedämpft ins Schloss. Ich nehme nicht den schnellsten Weg hinaus. Statt mit dem Aufzug hinunterzufahren, gehe ich am Aufzug vorbei um die Ecke. Ich bin auf der Suche nach dir. Und nach der Antwort auf die Frage: Warum passt es noch nicht? Wen will ich wovor bewahren? Ich würde dich jetzt so gerne sehen. Aber nochmals auf die Intensivstation zu gehen, schaffe ich nicht. Es muss eine andere Möglichkeit geben.

Von deinem Intensivzimmer aus sieht man durchs Fenster auf einen nahen, gegenüberliegenden Teil des Krankenhauses. Es sind nur wenige Meter Innenhof dazwischen. Dort hinüber will ich.

Intuitiv finde ich den Weg: die Treppen hinauf ins nächste Stockwerk darüber, ein unbekannter Gang, zweimal um die Ecke. Wo ist das nächste Fenster?

Da liegst du. Der Lichthof ist nur zehn Meter breit. Ich sehe von oben in dein Zimmer. Es ist in fahles, blaues Licht getaucht. Gleich hinter deinem Fenster das Bett, in dem du auf dem Rücken liegst. Blau schimmernd, reglos. Ich merke, dass ich erst nach ein paar Momenten wieder zu atmen beginne. Das Blau wirkt eisig, beklemmend. Gerade gab ich dir noch einen Kuss auf deine warme Stirn. Du schliefst zwar schon, warst aber ganz eindeutig da. Jetzt fühle ich mich unendlich weit weg von dir, viel weiter noch als bloß die zehn Meter des Lichthofs entfernt, der zwischen uns liegt. Wie abgetrennt von dir. Als würde ich jetzt in etwas hineinsehen, das ich bisher von mir weggeschoben habe. In die Möglichkeit, dass du tot sein könntest und der Kuss auf die warme Stirn bloß der Abschied.

Wie oft habe ich bei dir gesessen und mit dir geredet, in Zeiten, als dein Körper am meisten gegen das Weggehen angekämpft hat. Habe deine Hand gehalten und dir ein Lied gesummt, unser Lied, als du tagelang reanimiert wurdest. Immer mit Blick auf die Kennzahlen am Screen, Sauerstoffsättigung, Herzfrequenz, du schaffst das, ich bin bei dir, mach weiter so. Damals habe ich dein Gesicht nicht wiedererkannt vor lauter Flüssigkeit, mit der du geflutet wurdest. Immer mit so viel Hoffnung auf ein Weiterkommen. Dann die langen Tiefschlafwochen, in denen die Aufs so viel Zuversicht gaben und die Abs mich nie ganz verzweifeln ließen. Schließlich waren alle um dich herum bemüht, engagiert, geschäftig, herzlich. Um dich herum piepste und saugte und surrte es beständig. Es ging also weiter, oder? Es musste doch weitergehen.

Jetzt, in der nächtlichen Stille am Fenster dieses Krankenhausganges, schau ich in die Auslage des Todes. Und du liegst da drüben, in eisigem, blauem Licht, reglos. So hätte es ausgehen können. Kann es noch immer?
Ich merke einen Impuls in mir, der mir sagt: Lauf jetzt nicht davon. Bleib noch, schau hin. Ein Stuhl steht in der Nähe, den ich mir jetzt ans Fenster hole. Das Sitzen tut gut, gibt mir Halt. Ich stütze meine Arme auf dem Fensterbrett ab und lege mein Kinn darauf.

Ich betrachte dein Gesicht. Es ist schön, entspannt, friedlich. Vor einer halben Stunde habe ich dein Gesicht noch von der anderen Seite gesehen.

Da hast du bereits geschlafen und ich hab mir genau das Gleiche gedacht. Schön, entspannt und friedlich. Und dich dabei lebendig gespürt, wohl per Maschine beatmet, aber doch. Die Erinnerung daran hilft mir jetzt dabei, auch in deinem blau strahlenden Gesicht Leben zu sehen. Deinen linken Arm und deine linke Hand sehe ich längs an deinem Körper liegen. Den anderen Arm, deinen rechten, kann ich nicht sehen. Er wird wohl auch so neben dir ausgestreckt liegen, wie ich ihn zuletzt sah, als ich aus deinem Zimmer gegangen bin. Wenn nicht die Pflegerin danach ins Zimmer gekommen ist und deinen Arm umgelagert hat. Selbst kannst du deinen Arm nicht heben. Oder jemanden um-armen. Geht noch nicht, denke ich. Das können dir nur andere geben, dieses Umarmen. Mir wird plötzlich bewusst: Ich bin (wie so viele um dich) in diesen Tagen seit deinem Aufwachen sehr wachsam in Bezug auf das, was du alles schon wieder neu kannst, registriere jeden zusätzlichen Spielraum, den du dazugewinnst. Aber zugleich habe ich noch nie darüber nachgedacht, was es zum Beispiel mit dir macht, wenn du etwas nicht kannst, wenn DU jemanden umarmen möchtest und es nicht geht.

Nun habe ich auch die Antwort auf die Frage der Pflegerin: Ja, ich möchte gerne mit den Kindern kommen. Sobald ihre Mama die eigenen Arme ausbreiten und ihre Kinder umarmen kann. Und „Hallo" sagen.

Schmerzmittel und Vollnarkose

Ich liege im Bett und habe Schüttelfrost. Ich weiß gar nicht, wie mir geschieht, alles in mir scheppert und zittert und wackelt. Ich nehme rund um mich nichts mehr wahr, all meine Aufmerksamkeit wird nach innen gezogen in diesen unerträglichen Schmerz.

Ich habe Glück: Meine Mutter ist gerade zu Besuch, sie bemerkt meine Veränderung und nach anfänglicher Verunsicherung holt sie eine Pflegerin, Rettung naht. Die Pflegerin hat eine Spritze mit klarer Flüssigkeit dabei, davon drückt sie mir etwas in den Zugang im Hals. Eine Welle warmer Wohligkeit durchrieselt mich, von oben nach unten wird alles leicht und weich. Ich kann aufatmen, die Schmerzen sind schon gar nicht mehr wahr, ich treibe in Seligkeit dahin, schließe die Augen und überlasse mich dem Dämmerzustand. Dieses durchsichtige Mittel ist ein Morphin. Es rettet mich öfter.

Ich bin mittlerweile über lange Strecken wach, das ist sehr anstrengend. Ich kann nur auf dem Rücken liegen. Manchmal werde ich leicht zur Seite gedreht, um die Belüftung der Lunge zu verbessern, aber das halte ich nur ganz schlecht aus. Ich kann meinen Körper überhaupt nicht selbst halten, rundum bin ich vollgestopft mit Kissen und Decken, trotzdem ist es irre anstrengend. Sie drehen mich immer bald wieder zurück.

An beiden Ellenbogen habe ich offene Stellen, die Pflegerinnen sind sehr bemüht, mir mit noch mehr Kissen Erleichterung zu verschaffen, aber die Wunden tun weh.

Manchmal möchte mein Körper mit Gewalt aus sich heraus. Dann bäumt sich in mir alles auf, ich werde immer unruhiger, die Beatmung alarmiert, ich kann mich keinen Millimeter bewegen. In solchen Momenten bekomme ich auch etwas von dem Mittel, dafür bin ich sehr dankbar. Ich mache bei allem mit (es bleibt mir auch nichts anderes übrig), aber manchmal geht nichts. Dann darf ich zur Erholung für eine Weile in die weiße Wattewelt. Danke.

Ich mag den Dämmerzustand. Er hilft mir, diesen Irrsinn zu ertragen. Denn es ist ein Irrsinn. Mein Bauch ist ein riesiges offenes Loch, ich habe Teile des Darms verloren und dafür zwei künstliche Ausgänge bekommen. Ich kann nicht selbst atmen und deshalb nicht sprechen. Mein Körper ist übersät mit Abszessen. Überall. Auch im Gehirn und in der Lunge. An vielen Stellen ist die Haut offen und nässt. Das Gift hat in meinem Körper ganze Arbeit geleistet. Und ich kann mich nicht bewegen. Mein Körper gehorcht nicht.

Jeden Tag gibt es Verbandwechsel, einen kleinen und einen großen, die sich tageweise abwechseln. Beim kleinen Verbandwechsel werden alle Abszesslöcher neu versorgt, was bedeutet, Pflaster runter, reinigen, neues Silberalgenat hinein (das tut furchtbar weh, ist aber wichtig für die Wundheilung) und wieder verbinden. Es dauert Stunden und ich brauche viel von der guten Spritze. Der große Verbandwechsel findet im OP statt. Da wird der große Vakuumverband, der meinen offenen Bauch abdeckt, abgenommen, die Wunde gereinigt und versorgt, es wird nachgesehen, ob alles gut verheilt oder ob es neue Komplikationen gibt, und dann kommt ein neuer Vakuumverband drauf. Das alles passiert unter Vollnarkose. Ich darf schlafen. Immer noch bin ich so müde, dass jede Vollnarkose willkommen ist.

Das Blatt neben dem Fenster

Ich liege in meinem Bett. Auf dem Rücken, so wie immer. Ich bin in einem Einzelzimmer, mir gegenüber ist die Wand fast zur Gänze zugepflastert mit Fotos, Bildern und Zeichnungen meiner Lieben. Fotos meiner Kinder hängen da, wie sie mit Schokomäulchen eine Geburtstagstorte verzehren oder nebeneinander im Regen vor Omas Haus sitzen. Ein großes Bild meiner Zehen im Sand von Torreira in Portugal und noch ein großes Bild von mir als Ganzes, wie ich auf den Wellenbrechern sitze und auf den mächtigen Atlantik hinausschaue.

Da ist auch ein Foto von einem Mann und einem Jungen, die sich unterhalten. Dieses Bild hing jahrelang im Eltern-Kind-Zentrum unserer Stadt, ich bin oft daran vorbeigegangen und habe die Ernsthaftigkeit bewundert, mit der der alte Mann dem Jungen zuhört. Florian hat es mitgebracht, er weiß, dass es mir viel bedeutet.

Ich sehe eine gelb-rosa-lila Hexentreppe. Helena hat sie im Kindergarten für mich gebastelt. In Gedanken kann ich sie hinaufhüpfen, oben auf meinen Besen steigen und einfach durchs Fenster davonhuschen. Huiii …

Da ist noch ein Kerzenring mit gelben Seidenblumen, der neben den Bildern an der Wand hängt. Florian hat ihn vor ein paar Tagen, am 14. Februar, zum Valentinstag mitgebracht. Echte Blumen sind hier leider nicht erlaubt, sie brächten zu viele Keime für mein schwaches Immunsystem. Die Seidenblumen welken nicht, ich kann sie täglich ansehen und mich in die Arme meines Liebsten träumen.

Neben all den Bildern ist ein kleines Fenster zum Pflegestützpunkt hinaus. Es ist niedrig, rechteckig und zweigeteilt, eine Hälfte ist kaputt und mit einem Karton zugeklebt, auf der anderen Hälfte kleben Bilder. Mir wäre lieber, ich könnte durchschauen. Ich fühle mich so einsam, durch dieses Fenster könnte ich andere Menschen sehen. Später erfahre ich, dass es zum Schutz meiner Privatsphäre zugeklebt war. Solche Dinge passieren, wenn man nicht miteinander sprechen kann ...

Nicht weit weg von dem Fenster, gleich daneben, hängt noch etwas. Es ist ein weißes A4-Blatt und kommt nicht von meiner Familie. Ein Computerausdruck, irgendwelche Zeilen, die wie eine Liste aussehen. Mein Blick verharrt dort, dieses Blatt zieht mich an. Und ich weiß auch genau, warum. Weil ich nicht lesen kann, was da steht. Ich kneife meine Augen fest zusammen, so wie alle Kurzsichtigen, wenn sie in der Ferne etwas entziffern wollen. Ich bin kurzsichtig und heute hat mir ein wohlmeinender Mensch sogar meine Brille aufgesetzt, damit ich ein bisschen ins Leben schauen kann. Leider nützt mir das nichts, auch mit Brille ist der Zettel zu weit weg und die Schrift viel zu klein. Ich kneife und schaue und grüble, das beschäftigt mich eine Zeit lang und lässt mich schließlich extrem unzufrieden zurück. Ich schlafe ein.

Dann sind Menschen da, Pflegerinnen, ein Arzt, zwei Krankenträger. Ah ja. Der große Verbandwechsel im OP ist fällig und für den Transport quer über den Gang und zwei Mal um die Ecke ist immer ein enormer Aufwand nötig, man kann all die Maschinen, an denen ich hänge, nicht einfach so mitnehmen. Es wird abgesteckt und umgehängt, das dauert ein bisschen und ich schaue interessiert zu.

Dann wird das Bett schwungvoll in Gang gebracht, um mich rauszuschieben, und ich wittere meine Chance. Wir fahren an der Tür vorbei, denke ich, wir fahren also auch an diesem Zettel vorbei. Ich bin aufgeregt und ganz aufmerksam, fixiere das Blatt, höre nicht mehr zu, was wer zu mir sagt, will nur endlich wissen, was da steht.

Aber, Pech, die Krankenträger sind sehr geübt beim Manövrieren in diesem engen Zimmer, wir sind draußen, bevor ich auch nur ein Wort entziffern kann. So ein Mist!

In zwei Tagen fahre ich wieder in den OP. Vielleicht gelingt es mir dann ...

Es ist mir bis zum Ende nicht gelungen. Die waren immer viel zu schnell für mich. Als nach ein paar Wochen die künstliche Beatmung entfernt worden war und ich wieder sprechen konnte, habe ich mal jemanden gebeten, es mir vorzulesen. Ein technisches Informationsblatt mit irgendwelchen Kennzahlen. So genau weiß ich das nicht mehr. Aber es hat mein Hirn viele Wochen lang beschäftigt.

3.2 Berührungen

Gewaschen werden

Das Waschen ist wunderbar. Ich mag alles daran. Die Pflegerin kommt mit dem kleinen Wagen, darauf ist die Metallschüssel mit dem warmen Wasser, Waschlappen, verschiedenen Stäbchen, mit denen sie wer weiß was alles bei mir säubert. Ich kenn mich nicht aus.

Zuerst die Mundpflege. Dafür gibt es verschiedene Stäbchen. Am liebsten mag ich die mit dem kleinen rosa Schaumgummi vorne drauf, die sind richtig nass, daran kann ich saugen. Diese rosa Stäbchen stehen in einem kleinen Metallbehälter, der mit Wasser gefüllt ist. Sieht aus wie ein Milchkännchen in einer Großküche. Wenn ich den Behälter auf dem Wagen sehe, weiß ich, die Mundpflege ist gerettet. Aus irgendeinem Grund kommt sie manchmal mit der Zahnbürste oder etwas anderem. Das mag ich nicht und mache dann oft den Mund nicht auf. Nützt mir aber nichts ... Sie weiß nicht, dass ich mich täglich auf das rosa Schaumgummiding freue.

Was kommt dann? Ich glaube Gesicht waschen. Mit dem weichen, weißen Waschlappen. Sie taucht ihn in das duftende warme Wasser und wringt ihn aus. Dann streicht sie mir damit über das Gesicht. Ich schließe die Augen. Jetzt nimmt sie die Decke weg und wäscht mit einem anderen Waschlappen den Körper. Das ist schön, wird aber schnell unangenehm, weil der nasse Körper sich so kalt anfühlt. Egal. Waschen ist trotzdem super.

Sie hat viele Waschlappen dabei, ich glaub für jede Zehe einen eigenen ... Sie wäscht mich, manchmal langsam und behutsam, manchmal zackizacki. Zacki-zacki gefällt mir nicht.

Dann werde ich abgetrocknet. Eher abgetupft, meine Haut ist extrem empfindlich. Ich mag diese sanfte Behandlung sehr. Schade, jetzt ist das Waschen bald vorbei.

Noch Haare bürsten, zudecken und Schluss. Weg ist sie …

Scham

Ein anderer Tag. Heute ist ein Pfleger für mich zuständig, es gibt viele Männer hier.

Unter dem Leintuch, mit dem ich zugedeckt bin, bin ich nackt. Ich habe viele offene Wunden und außerdem ist mir ständig heiß. Ein Hemd wäre eine Qual.

Nach Mundpflege und Gesicht waschen deckt mich der Pfleger ab, um meinen Körper zu waschen. Er legt ein kleines Handtuch über den Schambereich. Das tun die anderen sicher auch, aber es ist mir noch nie aufgefallen. Er geht sehr behutsam und respektvoll vor. Das finde ich angenehm. Dann wäscht er mich.

Scham ist für mich hier keine Kategorie. Seit vielen Wochen wird an meinem Körper gearbeitet, ich liege völlig ausgebreitet vor den Menschen, die mich betreuen. Sie müssen all diese Dinge tun, das macht mir nichts aus. Umso bemerkenswerter ist plötzlich das Gefühl, nicht nur Patientin, sondern auch Frau zu sein. Eine Frau mit Privatsphäre.

Das Waschfest

Pflegerin B. kommt zum Waschen. So wie jeden Tag, aber heute ist alles anders. Sie sagt: „Heute machen wir ein Waschfest!" Ich bin gespannt, was da kommen mag.

Zuerst ist alles wie immer. Gesicht waschen, Zähne putzen … Aber dann. Sie nimmt das Leintuch weg, mit dem ich zugedeckt bin, taucht ihre Hände in das warme Wasser und beginnt zu schöpfen. Sie schöpft Wasser aus dem Becken und gießt es über meinen Körper. Immer und immer wieder. Das warme Wasser rinnt über meine Arme, meine Brust, meinen Bauch, meine Beine, Wasser, Wasser, Wasser. Es ist himmlisch! Sie lässt das Wasser über meinen Körper laufen, nimmt einen Waschlappen und streicht behutsam über meine Haut. Ich liebe Wasser, immer, in jeder Form, das Waschen ist hier ein Highlight des Tages und dieses Waschfest heute ist unfassbar schön. Ich genieße es so sehr. Bald schwimmt das ganze Bett und ich fühle mich wie im Schlauchboot, wenn die Kinder fünf Mal raus und rein sind. Da steht dann auch immer das Wasser drin.

Langsam wird es kalt, das Wasser kühlt so schnell aus. Schade. Ich werde abgetrocknet, das Bett wird frisch bezogen und ich habe den ganzen Tag etwas zum Träumen. Danke!

Dieses Waschfest war vor allem auch deshalb so bedeutsam, weil die Pflegerin es so bezeichnet hat. Als Fest. Als etwas ganz Besonderes, für das wir uns Zeit nehmen und dem wir unsere ganze Aufmerksamkeit schenken wollen.

Haare waschen

Wochenlang liege ich in diesem Bett herum, ohne Spiegel, ich habe keine Ahnung, wie ich aussehe. Ich sehe nur meine Fingernägel, die gewachsen sind. Auch wenn ich meine Finger gar nicht bewegen kann und meine Nägel ohnehin nicht spüre, stört mich das enorm. Meine Freundin Christine wird mir viele Wochen später erzählen, dass ihr das aufgefallen sei, sie weiß, dass meine Nägel immer ganz kurz sind.

Irgendjemand wird es bemerkt haben, denn schon bald sind sie geschnitten.

Ich habe also keinen Spiegel, und das ist wahrscheinlich auch gut so, denn sonst würde ich mir sehr viele Gedanken über mein „furchtbares" Aussehen machen. Damit meine ich nicht den offenen Bauch und all die Wunden, sondern meine Haare. Die wurden ewig nicht gewaschen, wie schrecklich ist das denn … Aber auch das geht hier: Haare waschen. Und ich muss nicht mal das Bett verlassen.

Ich glaube, es ist Nachmittag. Auf der Station ist es ruhig, die Geräte piepsen, manchmal sind Stimmen zu hören, ich döse. Da kommt mein Pfleger zur Tür herein. Er hat allerlei Gerätschaften dabei, ich bin neugierig wie immer. „Ich wasche Ihnen die Haare", sagt er. In der Sekunde jubelt alles in mir. Haare waschen! Nichts Schöneres kann es geben. Ich liebe Wasser auf meinem Kopf. Warmes Wasser, das durch meine Haare fließt, meine Kopfhaut streichelt und mich munter macht. Doch zuerst bin ich ein einziges Fragezeichen. Wie soll das gehen?

Also: Es gibt einen Infusionsständer, an dem ein großer Beutel mit Wasser hängt. Unten am Beutel befindet sich ein Schlauch mit einer Brause. Der Pfleger hat ein Miniaturplanschbecken dabei und einen Kübel sowie Haarshampoo und Tücher in großen Mengen. Das Planschbecken schiebt er mir unter den Kopf, der Rand hat an einer Seite eine Vertiefung für den Hals. Unten an dem Planschbecken befindet sich ein Schlauch, der in den Kübel hängt. Das Bett ist ganz flach gestellt, sonst wäre es statt der Haarwäsche ein Vollbad … Ich strahle wie siebzehn Sonnen und der Pfleger freut sich mit mir. Ich glaube, ihm macht das genauso viel Spaß wie mir.

Er nimmt die Brause in die Hand, hält sie mir an den Kopf und dreht an dem Beutel den Verschluss auf. Nur ganz wenig. Ich spüre das warme Wasser auf dem Kopf. Und im Gesicht. Ich schließe die Augen. Er fährt mit den Händen durch meine Haare, damit alle schön nass werden. Dann muss er das Wasser abdrehen, so ein Beutel ist bald leer und wir brauchen später noch mehr. Jetzt kommt das Shampoo. Aus einer großen weißen Plastikflasche drückt er eine Portion in seine linke Hand. Er schäumt sie zwischen seinen Händen auf und gibt den Schaum dann auf meinen Kopf. Ganz langsam und behutsam. Er verteilt den Schaum, massiert meine Kopfhaut, wischt mir Schaum aus den Augen, trocknet das danebengelaufene Wasser auf und massiert weiter. Zwischendurch fragt er: „Alles okay?" Ich nicke vorsichtig, die Augen lasse ich genießerisch geschlossen. Ein Schaumbad für meinen Kopf, was für ein Erlebnis.

Irgendwann muss auch das vorbei sein, er spült sich am Waschbecken den Schaum von den Händen und greift zur Brause. Das Wasser rinnt erneut über meinen Kopf (und in mein Gesicht … egal), langsam spült der Pfleger das

Shampoo wieder aus. Es ist noch viel warmes Wasser im Beutel und er verbraucht alles, obwohl das Shampoo längst weg ist.

Der Pfleger schiebt die Gerätschaften zur Seite und beginnt, mich abzutrocknen. Immer noch sind meine Augen geschlossen, mir tut das soo gut. Das Bett ist doch ein bisschen nass geworden (war nicht anders zu erwarten), also frisch beziehen.
Unter meinem Kopf liegt ein Handtuch, die Haare sind noch nass. Er bringt alle Gerätschaften hinaus und kommt mit einem Föhn und einer Bürste wieder. Sehr gut. Nasser Kopf ist kalt und kalt ist nicht gut. Er föhnt meine Haare trocken, bürstet sie und bringt auch diese Dinge weg. Dann kommt er mit einem Spiegel wieder und hält ihn mir vors Gesicht, sodass ich mich ansehen kann. Ich bin sehr gespannt.
Meine Haare sind gewaschen, okay. Aber der Rest ... An meiner Nase und in meinen Mundwinkeln habe ich offene Stellen von den Schläuchen, mein Gesicht ist fleckig, die Augen ... die sehen trüb aus. Ich hatte so eine große Freude mit dem Haarewaschen und denke, nun müsste ich prinzessinnenschön sein. Aber irgendwie ... Ich darf mich noch ein wenig betrachten, dann bringt er den Spiegel weg. Ich bin müde geworden, Haare waschen kann ganz schön anstrengend sein. Die Augen fallen zu und ich dämmere weg.

Bett überziehen

Ich liege und liege und liege tage- und wochenlang in diesem Bett herum. Ich werde darin gewaschen, gefüttert, die Verbände werden gewechselt, ich mache Turnübungen und bekomme vorgelesen. Täglich wird die Bettwäsche gewechselt, manchmal auch mehrmals. Nach dem Waschen, nach dem Verbändewechseln oder wenn beim Essen etwas danebengegangen ist.

Bett überziehen ist für mich eine große Prozedur, ich kann nicht einfach aufstehen und zwischendurch weggehen. Kissen beziehen – leichte Sache. Da muss nur jemand meinen Kopf heben, das Kissen wegziehen, meinen Kopf wieder ablegen, das Kissen frisch beziehen, Kopf wieder heben, Kissen darunter, Kopf ablegen, fertig. Noch leichter ist es mit der Decke. Das ist nur ein Leintuch, es wird einfach ausgetauscht.

Aber das Leintuch, auf dem ich liege, ist die wahre Herausforderung. Also zumindest für mich, die Pflegerinnen machen das ja ständig. Dafür müssen sie zu zweit sein. Eine links, eine rechts. Es beginnt damit, dass ich mich auf die linke Seite drehen soll, was ich nicht kann, weil ich mich nicht bewegen kann. Das wissen die, aber sie müssen mich mobilisieren, deshalb verlangen sie täglich aktive Mitarbeit. Das Drehen nach links beginnt damit, dass ich das rechte Bein aufstellen muss. Geht nicht, das Bein tut nix. Die Pflegerin nimmt es, unterstützt, lobt mich, wie toll ich das mache, und dann steht das Bein. So. Beim Drehen muss das rechte Knie über das linke Bein drüber. Zu zweit rollen sie mich in die richtige Position. Stabile Seitenlage nennt man das wohl. Dann wird das alte Leintuch hinter mir der Länge nach zu einem Wulst zusammengeschoben und das neue gleich angeschlossen. Es liegt zur Hälfte glatt in meinem Rücken, die andere Hälfte ist auch zu einem Wulst zusammengeschoben. Gut. Jetzt muss ich mich wieder zurückdrehen und auf die andere Seite. Dazu zuerst wieder in die Mitte, das ist leicht, da roll ich einfach hin. Dann das rechte Bein ablegen, was alleine nicht geht, aber mit Hilfe und viel Lob. Ich liege auf dem Rücken, der Wulst ist unter mir. Jetzt muss ich auf die rechte Seite, also alles noch mal, nur seitenverkehrt. Linkes Bein aufstellen, ich kann es nicht allein, bekomme Hilfe, zu zweit rollen sie mich nach rechts. Spätestens hier bin ich völlig streichfähig. Das ist so anstrengend. Aber wir sind noch nicht fertig. Die Pflegerin links zieht zuerst das alte Leintuch unter mir hervor. Dann nimmt sie die linke Hälfte des neuen Leintuchs, die als Wulst unter meinem Rücken (bzw. meiner rechten Seite) liegt, und streicht sie glatt über die linke Hälfte des Bettes. Zurückrollen und fertig. Alles verstanden?

Ich verstehe es nicht. Ich begreife nicht, wie das funktionieren kann. Wie die das alte Leintuch raus- und das neue reinmanövrieren, während ich drin liege.

Wasser

Ich liege im Bett und mir ist langweilig. Ich schaue mich in dem Raum um, den ich auswendig kenne. Immer noch bin ich beatmet. Der Schlauch kommt aus meinem Hals, da ist so eine Steckvorrichtung, dann führt der Schlauch nach links zur großen Maschine. In dem Schlauch gibt es ein Zwischenstück, das ist blau. Darin schwappt bei jedem Atemzug ein bisschen Wasser hin und her. Ich schaue diesem blauen Wasser zu. Und schaue zu. Hin und her. Hin und her. Ich träume mich ins Schwimmbad …

3.3 Wortlos

Das liebliche Alphabet

Alles ist anders
Besuch bekommen
Cranio-Sacral-Therapie
Duschfest
Essen
Fotos anschauen
Gefüttert werden
Höhle
Intimität
Joghurt
Kraft
Langsam
Morphium
Nachtpflegerin
Obstgläschen
Pflichtvergessen
Quelle
Ruhe
Schlaf
Träume
Urlangsam
Vertrauen
Wasser
X-mal gut zureden
Yin
Zeit

Das üble Alphabet

Absaugen
Bluten
Chirurgische Eingriffe
Drainage
Eiterbeulen
Fataler Verlauf
Gift
High Flow CPAP
Intravenöse Infusionen
Jucken
Künstlich beatmet
Luftröhrenschnitt
Multiorganversagen
Natriumchlorid
Oberarzt macht Operationen ohne Ende
Pillen
Qualen
Rollstuhl
Sauerstoffschlauch
Tabletten
Uhr
Verzweiflung
Wundränder
Xanthippe
Y (Why???)
Zäsur

Alles hat so viele Seiten ... Es ist schwierig ohne Worte. Außer mit meinen Augen kann ich keine Signale geben.

Suppenfütterung

Abendessenszeit. Ein lustiges Wort auf der Intensivstation, die meisten hier kriegen ihr Essen durch Schläuche. Ich darf essen. Genauer gesagt: Ich darf gefüttert werden. Pfleger K. hat heute bei mir Dienst. Und da kommt er auch schon mit der Suppe.

Es ist Februar 2006, in Turin finden gerade die olympischen Winterspiele statt. Wohlmeinende Menschen schalten mir immer wieder den Fernseher in meinem Zimmer ein (ja, das gibt's auch auf der Intensivstation) und ich kann Skirennen schauen. Da muss ich nicht viel denken und es bewegt sich was. Die Stimme von Rainer Pariasek, dem Sportmoderator, brennt sich in diesen Wochen auf ewig in mein Hirn ein.

Gut. Es gibt also Suppe, Skirennen und einen Pfleger. Er kommt flott zur Tür herein und bindet mir mein Lätzchen um. Gleichzeitig schaut er nach rechts oben zum Fernseher, wer fährt da gerade? Erster oder zweiter Durchgang? Wer führt? ... Das Lätzchen ist umgebunden und er beginnt zu füttern. Leider schaut er immer noch, wer gerade fährt ... Es ist eine leere, klare Suppe. Ganz flüssig. Und ich habe sie überall, das wenigste davon in meinem Mund. Ich kann nichts dazu sagen. Ich kann immer noch nicht reden. Mich anzuschauen, wäre super. Manchmal ist es zum Verzweifeln.

Zu dem Pfleger muss ich sagen, dass er mir in den vielen Wochen sehr, sehr viel geholfen hat. Er hat konsequent mit mir an meiner Mobilisierung gearbeitet, und das war wahrlich nicht leicht. Er hat auch den letzten Ausschlag gegeben, dass ich mich zuversichtlich von der Beatmungsmaschine verabschieden konnte. Ich habe ihn sehr geschätzt. Aber das mit der Suppe ...

Florian erzählt: Ein Gespräch

Es ist Abendessenszeit. Die Kinder sausen durch die Wohnung und haben noch wichtige Dinge zu erledigen, ich stelle inzwischen die Suppe auf den Tisch. Es gibt Frittatensuppe (Suppe mit fein geschnittenen Eierkuchen als Einlage) und danach Palatschinken. Die Kleinen kommen gelaufen und klettern auf ihre Stühle: „Mmmmhhhhh, Palatschinkensuppe …"

Wir sitzen beisammen und löffeln und schmausen. Ich erzähle von meinem Besuch bei der Mami, den ich am späten Nachmittag zwischen Arbeit und Kinderholen noch schnell eingeschoben habe. Ich erzähle, dass sie schon ganz oft wach ist und sehr aufmerksam zuhört, wenn ich ihr vorlese. Dass sie Babygläschen bekommt, gerne Wasser trinkt und oft die Bilder in ihrem Zimmer anschaut. Die gezeichneten von den Kindern mit Leuchtturm und Vierfüßern und die fotografierten mit Schokomäulchen und Herbstwinden. „Ich will auch zur Mami!" Gabriel ist es, der ausspricht, was wir uns alle immer wieder denken. Die beiden haben ihre Mami schon so viele Wochen nicht gesehen, die lange, bange Zeit des Tiefschlafs war sehr schwer zu ertragen. Jetzt ist die Mami seit zwei Wochen wach und sie dürfen immer noch nicht zu ihr. Ich versuche zu erklären.

F: Wisst ihr, das ist noch schwierig, die Mami kann momentan nicht sprechen und sich auch nicht gut bewegen, ich möchte mit euch zu ihr gehen, wenn sie euch wieder richtig begrüßen kann. Wenn ihr mit ihr plaudern könnt. Jetzt hat sie diese blöden Schläuche im Hals.

H: Papa, die Schläuche sind nicht blöd, die helfen doch, dass die Mami leben kann!

So ein kluges Mädchen. Sie sind so tapfer, die beiden Kleinen.

Radio hören

Täglich wird mein Zimmer sauber gemacht. Es ist fast immer dieselbe Frau. Ich kenne sie schon, sie ist freundlich, zur Begrüßung lächelt sie mich an. Aber heute ... Sie wischt und putzt still und sorgsam, so wie jeden Tag. Das Radio ist an. Gerade läuft Radio Wien, es ist früher Vormittag, da gibt es angenehme Musik und dazwischen Geschichten von der Welt draußen. Ich höre gerne Radio. Die Frau wischt das Radio ab und kommt am Lautstärkeregler an. Plötzlich ist der Ton weg. Sie bemerkt es nicht und wischt weiter. Ich versuche ganz fest, mit ihr Kontakt aufzunehmen, brenne ihr mit meinen Augen Löcher in den Rücken, will, dass sie mich ansieht. Tut sie aber nicht. Bald ist sie fertig und draußen aus dem Zimmer.

Ich bin verzweifelt.

Buchstabenhilfe

Florian bemerkt meine Not, mich meiner Umgebung mitteilen zu wollen. Alle, die zur Türe hereinkommen, verfolgen irgendeinen Zweck. Sie tun das dazu Notwendige, dann gehen sie wieder. Manchmal geht es nur um einen leeren Perfusor, der ausgetauscht werden muss. Dazu muss man nicht unbedingt Kontakt mit mir aufnehmen. Wäre aber nett ... Und um Kontakt mit mir aufzunehmen, ist es wichtig, mir in die Augen zu schauen. Meine Kommunikation läuft im Moment nur über die Augen. Ich kann mich nicht bewegen und reden schon gar nicht.

Gut. Die Pflegerin schaut mir in die Augen (die meisten tun das). Dann versuche ich, mit meiner Mimik zu deuten, was ich will. Oft ist das nichts weiter, als ein bisschen mit den Augen zu plaudern. Aber wenn ich etwas Konkretes will, wird es schwierig.

Mein lieber kreativer Mann hat mir etwas gebaut. Ganz simpel. Auf einem Clipboard hat er oben eine Buchstabenleiste befestigt, von links nach rechts stehen die Buchstaben A bis Z. Für den, der die Tafel hält, stehen sie auf der Rückseite von rechts nach links.

Er hält die Tafel vor sich, fährt oben mit dem Finger an der Buchstaben-leiste entlang und sieht mir dabei in die Augen. Wenn ich zwinkere, liest er hinten den Buchstaben ab und schreibt ihn vorne auf das Papier am Clipboard. Für den nächsten Buchstaben wiederholt man die Aktion. So kann ich einzelne Worte ansagen. Mein lieber Mann ist lustig, manchmal beginnt er nach drei Buchstaben zu raten …

Florian erzählt: Erschöpfung

War das jetzt ein Augenzwinkern beim I oder nicht? Ich bin mir nicht sicher. Lege den Kopf ein wenig zur Seite, schaue dich fragend an und auch ein wenig auffordernd. So wie: Komm, halte durch. Dabei war ich selbst schon nahe dran, es für heute aufzugeben. Eigentlich bin ich es, der durch-halten sollte.

Wir machen das nun seit einer Stunde. Ich frage dich, was du mir sagen oder mich fragen möchtest. Aber ohne dein Sagen- und Fragenkönnen. Und ohne mein Lippenlesenkönnen, das mir im Gegensatz zu Christine nicht gegeben ist. Also machen wir es anders.
Einige wichtige Stichworte haben wir in dieser Stunde gefunden, manches hat dich sichtlich bewegt, manches hat auch das Zeug zum Streit. Vor allem das mit der VORSCHU-le und dass ich in der Zeit deines Tiefschlafs ent-schieden habe, Helena ohne Vorschuljahr in die Volksschule zu geben. Du hast die Augenbrauen gehoben, alles in deinem Gesicht hat Fragen gestellt, die du nicht aussprechen konntest. Aber zeigen. Mit deinen Augenlidern. Und später zum Stichwort LEB-en: diese große Frage des Überlebens. Ich erzähle dir die ganze Geschichte, lasse wie die vorigen Male die tiefsten Tiefen der Ungewissheit und der Angst um dich aus, nicht aber die Angst an sich. Und beschreibe, was alles in Richtung Heilung weist. Ich habe bei jedem Mal Erzählen den Impuls, die Schreckensgeschichte kürzer und undramatischer zu fassen. Und dann merke ich an den Stellen, wo ich zu Überbrückung und Umgehung ansetze, dass du die Wahrheit einforderst. Du scheinst zu sagen: Geh nicht weiter, erzähl mir, was an diesem Punkt

war. Am Ende der Geschichte steht traditionell die Aufzählung der Menschen, die an dich gedacht haben, mit mir geredet oder gemailt haben. Und vor allem: Wer dich aktuell zuletzt besucht hat (denn manche verschläfst du einfach) und wer dich demnächst besuchen möchte. Wen wünschst du dir? Die Namen, die wir gerade erarbeitet haben: CHR-istine, GER-hard und auch die MA-ma sollen unbedingt wiederkommen. Wird ausgerichtet!

Jetzt bin ich echt müde. Du willst mir noch etwas Wichtiges sagen. Durchhalten.

War das also gerade ein Augenzwinkern beim I? Wir waren am G schon vorbei, da hast du, glaub ich, nicht gezwinkert. Ich schaue dich an. „Weiter?" Du liegst da, deinen Kopf auf meine Seite gedreht. In einer klaren Bewegung gehen deine Augen einen Moment zu, während du leicht nickst. Es beruhigt mich ein wenig: Ich nerve dich zwar offensichtlich, aber deine Geste sagt mir auch, dass du mir vertraust und nachsiehst, dass ich weder deine Gedanken noch deine Lippen lesen kann.
Deine Augen sind ruhig auf mich gerichtet. Das gibt mir Kraft. Passt, ich gehe mit meinem Finger nochmals zum H zurück, ohne dich aus den Augen zu lassen. Ich denke mir, dass das nach dem T und dem R, das wir schon identifiziert haben, bedeutungsmäßig wenig Sinn macht. Ein Vokal müsste kommen. Egal. „Ist es das H?" Du machst deine Augen noch weiter auf, schüttelst leicht den Kopf, so gut du kannst! Nein, falsche Richtung. Meine Finger wandern also entgegengesetzt eins weiter, ich behalte dich dabei wieder im Blick. „Doch das I?" Du zwinkerst wie vereinbart, aber deutlicher als sonst, mit dem rechten Augenlid. Hast du es endlich, scheinst du mir zu sagen. Ja, das I also. Ich schreib es geradezu mechanisch vorne zum T und R: TRI. Wieder schaue ich zu dir, nicht wissend, fragend. „TRI?" Plötzlich spüre ich eine große Müdigkeit. „Und?", frage ich, als könnte ich erwarten, dass du mir einen ganzen Satz als Antwort darauf gibst. In deinen Augen sehe ich blankes Entsetzen.

Erst jetzt beim Schreiben in der Nacht verstehe ich es: Wir waren so nah dran, zum Greifen nahe. Aber genau das war es: dass du dich nicht einfach aufsetzen konntest, mir diesen Bleistift nicht aus der Hand nehmen konntest. Nicht selbst das Fehlende hinschreiben, das die Qual abgekürzt hätte: das N, das K und dann vielleicht, wenn es meine Müdigkeit und Fantasielosigkeit erfordert hätte, auch noch das E und das N. Weil doch der Durst schon so groß war.

Das Wassergeben überlasse ich lieber der Pflegerin. Ihr seid ein eingespieltes Team. Du entspannst dich sichtbar. Dann sind wir wieder allein. Du lächelst mir zu – ich hoffe verzeihend. Zum Dank lege ich meine Hand auf deine, die unbeweglich am Bettrand liegt. Warm fühlt sie sich an, ungewohnt teilnahmslos auch. Früher antwortete sie immer gleich, ein Streichen, ein Ergreifen und Drücken.

Es wird Zeit für den Abschied. Ich sitze schon einige Zeit neben dir. Jetzt komme ich dir mit meiner Stirn ein wenig entgegen. Langsam. Du erkennst die Bewegung, erahnst das Ziel. Drehst deinen Kopf - etwas ungelenker, als du es dir wahrscheinlich wünschst - leicht in meine Richtung. Ein paar Zentimeter, so weit es geht. Ich spüre: Es sind wichtige Zentimeter, die du auf mich zu machen kannst. Die ich dir nicht abnehme. Mir entgegen, ganz von dir aus. Ich spüre, wie gut dir diese wenigen Zentimeter Bewegung in meine Richtung tun. Und mir erst.

Unsere Stirnen ruhen lange beieinander.

Verunglückter Besuch

Ich werde immer noch beatmet. Täglich werde ich mehrmals an den High Flow CPAP angeschlossen, dieses abscheuliche Beatmungsgerät, an dem ich gegen einen Widerstand atmen muss.

Gerade werde ich gelagert, komme mir vor, wie in ein komisches Gestell eingespannt, tatsächlich ist es nicht so dramatisch, aber für mich fühlt es sich entsetzlich an. Dann kommt noch der High Flow. Oh mein Gott … Also bei Lagerung gegen einen Widerstand atmen, das ist eine spezielle Herausforderung. Ich kämpfe gerade kurz damit, da kommen zwei Ärztinnen und ein Arzt von der Gynäkologie zu mir. Sie wollen mir berichten, wie die erste Operation gelaufen ist. Es interessiert mich sehr, ich will alles wissen, habe aber so mit dem Atmen zu kämpfen und mit der ungewohnten Lagerung, dass ich nichts mitkriege. Nach zwei Minuten stellen sie fest, dass der Zeitpunkt wohl gerade ungünstig sei und sie kämen ein andermal wieder. Aber sie kommen in all den Wochen, die ich noch dort bin, nicht zurück. Mist! Chance verpasst.

Einsam wie ein Kind

Ich liege im Bett und bin einsam. Immer bin ich allein. Ich liege in einem Einzelzimmer, weil ich sehr viel Besuch bekomme und weil sie mich abschirmen wollen von all den Keimen, die auf einer Intensivstation herumfliegen. Einen habe ich mir schon mal eingefangen, das war nicht so super. Also ist das Einzelzimmer ein Entgegenkommen. Ich mag es trotzdem nicht.

Das Haus ist sehr alt, die Zimmertüre schmal, beide Flügel sind offen. Ich will es so. Wenn sie die auch noch schließen, muss ich völlig verzweifeln. Aber sie ist offen.

Die Pflegerin (heute ist es die mit dem dunklen Zopf) steht draußen an einem fahrbaren Stehpult und schreibt endlose Dinge in meine Krankenakte. Ich weiß nicht, was die immer alles aufschreiben müssen ... Ich möchte, dass sie näher an der Tür steht und ich sie sehen kann. Oder sogar bei mir drinnen. Sie muss nicht mit mir reden, nur da sein. Bitte. Leider kann ich ihr das nicht sagen.

Und selbst wenn ich es sagen könnte ... Sie würde es wohl nicht tun. Ich glaube, die sehen das als erzieherische Maßnahme. Man soll nicht jammern als Patientin, man soll stark sein, man soll sich selbst tragen. Kann ich nicht, will ich nicht, mag ich nicht.

Ständig habe ich das Gefühl, zu viel von ihnen zu wollen. Das gefällt mir nicht.

Kann bitte jemand kommen?

Ich liege im Bett und bin einsam. Irgendetwas ist. Ich weiß nicht, was, ich kann es nicht zuordnen, allgemeines Irgendwas. Fühle mich seltsam. Ich will, dass jemand kommt. Ich will nicht stundenlang alleine sein. Ich will, dass der Pfleger kommt, mir eine Spritze gibt und mich damit für eine Zeit lang ins Wolkenträumeland schickt.

Also. Ich will, dass jemand kommt. Wie mache ich das? Ich habe keine Glocke, wozu auch, ich könnte sie ohnehin nicht drücken. Eine Pflegerin hat mal gesagt, ich solle den Sauerstoffsättigungsmesser vom linken Zeigefinger schieben, das sei so was wie meine Glocke, dann alarmiere es draußen. Blöd nur, dass ich meine Arme noch nicht zueinanderführen kann, die liegen links und rechts von meinem Körper und verweigern jeden Dienst. Also geht das auch nicht.

Dumm bin ich nicht und so habe ich noch eine andere Idee: Ich beginne, schneller zu atmen als die Maschine. Ich habe schon bemerkt, dass die dann Alarm gibt. Ich hechle also und tatsächlich beginnt sehr bald das vertraute Dididida. Ich bin froh, dass ich das geschafft habe, und denke, jetzt wird gleich jemand kommen.

Tja, es kommt auch jemand. Allerdings ... Der zuständige Pfleger geht draußen auf dem Gang an der Türe vorbei und sagt dabei: „Ganz ruhig atmen, Frau G., ganz ruhig atmen." Und weg ist er ... Sch...!

Wir sehen uns einen Film an

Es ist Abend. Gerade war Dienstübergabe, Pflegerin N. ist heute Nacht bei mir. Sie kommt rein, plaudert launig mit mir, versucht, mich aufzumuntern, und tut allerlei an mir. Und sie sagt: „Heute schauen wir uns einen Film an."

Oh wie schön. Es ist *Sister Act 2*, das ist mir völlig wurscht, aber gemeinsam einen Film schauen hat etwas Heimeliges, das erinnert mich an Kindheitswochenenden bei meiner Oma.

Ich warte. N. ist beschäftigt. Außerhalb meines Zimmers, was haben die bloß immer alle zu tun, ich begreife das nicht. Manchmal schneit sie herein und sagt, gleich, gleich … Dann ist sie da. Jetzt geht es los. Sie schaltet den Fernseher ein, legt die DVD ein, sucht den Sender, kämpft mit der Technik, dann funktioniert es. Sie setzt sich neben mich. Ich freue mich. Nach fünf Minuten ist sie mit den Worten „Ich komm gleich wieder" weg. Und kommt nicht wieder.

Ich weiß, sie hatte wirklich vor, mit mir gemeinsam zu schauen, irgendetwas ist dazwischengekommen. Von dem Film habe ich nichts mitgekriegt, sondern nur zur Türe geschaut, irgendwann bin ich eingeschlafen.

Fototermin

Täglich kommt ein netter Herr zu mir, ein medizinisch-technischer Assistent. Er hat einen Dinosaurier dabei. Der Dinosaurier ist ein mobiles Röntgengerät. Kopf und Hals nach unten geklappt, fährt dieses Teil auf vier Rädern in mein Minizimmer. Gleich hinter der Türe wird der Kopf hochgeklappt, an der Unterseite sind die Augen.
Der MTA kommt zu mir und begrüßt mich. „Guten Morgen", sagt er. „Ich mache jetzt bei Ihnen das Lungenröntgen", sagt er. „Jetzt stelle ich das Bett flach", sagt er. „Jetzt mache ich die Matratze hart", sagt er. „Jetzt schiebe ich Ihnen die Platte unter das Leintuch", sagt er. Er richtet den Dinosaurierkopf auf meinen Oberkörper. „Jetzt bitte kurz nicht atmen", sagt er. Er geht hinaus, es piepst, er kommt herein. Er schiebt den Dino zur Seite. „Ich nehme die Platte wieder heraus", sagt er. „Ich mache die Matratze wieder weich", sagt er. „Ich stelle das Kopfteil wieder hoch", sagt er.

„Ist alles okay bei Ihnen?", fragt er und sieht mich an. Ich nicke. Mit ihm ist es immer okay. „Auf Wiedersehen", sagt er, „bis morgen."

Luft!

Pfleger K. (der mit der Suppe) ist heute wieder bei mir. Wie so oft. Wobei sich das gar nicht so sagen lässt, weil alle oft bei mir sind, ich liege ja auch schon wochenlang hier herum. Er vollzieht das übliche Morgenritual, Medikamente geben, waschen, Bett machen, Frühstück … einmal absaugen … usw. Dann tut er etwas, das ich in diesem Moment gar nicht verstehe (obwohl ich nicht dumm bin und mich nach all den Wochen hier schon ein bisschen auskenne). Er steckt den Beatmungsschlauch ab und hängt nur den Sauerstoff an die Kanüle im Hals. Ich sehe es und begreife es nicht. Ich verstehe nicht, was er getan hat. Seine begleitenden Worte: „Jetzt will ich's aber wissen", helfen mir auch nicht weiter. Er erklärt es nicht, sondern zieht von dannen.

Der Tag vergeht, ich habe das mit dem Umstecken völlig vergessen. Es wird Abend. Dienstwechsel. Die Nachtpflegerin kommt für das Abendritual zu mir und um zu schauen, ob alles in Ordnung ist. Sie hängt den Sauerstoff von der Kanüle ab und die Beatmung wieder an. Auch jetzt begreife ich nichts.

Am nächsten Tag: Plötzlich ist mein Zimmer voll mit Pflegerinnen und Pflegern. So viele. Alle gleichzeitig. Sie stehen im Halbkreis um mein Bett und grinsen um die Wette. Ich freue mich über so viel Aufmerksamkeit und lächle zurück. „Jetzt ist es so weit", sagt eine. Ich bin ein einziges Fragezeichen. „Jetzt kommt die Beatmung raus!" Ich bin fassungslos. Hilfe! Wie soll das gehen, wie soll ich ohne die Maschine atmen? Ich kann das doch nicht … Die Pflegerinnen und Pfleger bemerken meine Verunsicherung. Sie lächeln und beruhigen mich. Und sie sagen mir, dass ich gestern schon den ganzen Tag alleine geatmet hätte. Ganz alleine. Das bisschen Sauerstoff zähle nicht. Ganz alleine also.

Die Pflegerin A. ist heute für mich zuständig. Sie macht es. Meine Augen werden größer und größer, ich fürchte mich, die ziehen gleich diese Kanüle aus meinem Hals, wie wird das bloß sein? Zuerst steckt sie den Schlauch ab und stellt die Maschine aus. Plötzlich: Stille. Unfassbar, wie ruhig es mit einem Mal ist. Und in diese Stille hinein kommt sie, sagt „eins, zwei, drei" und mit einem Ruck ist alles aus meinem Hals draußen. Die Kanüle ist weg.

Von allen Seiten strömt Luft in mich hinein. Luft, Luft, Luft. Unglaublich. Das Loch in meinem Hals ist noch da und so strömt die Luft durch Mund und Nase und Loch. So viel! Rund um mich strahlende Menschen. Nach Monaten des Um-mein-Leben-Kämpfens feiern sie diesen Augenblick mit mir, als wäre ich eben von den Toten auferstanden. Ich merke, ich habe gerade etwas Großes geschafft.

Das Loch im Hals wird zunächst zugeklebt. Pflegerin A. bringt Joghurt. Sie beginnt, mich zu füttern, und schon der erste Löffel hebt mich in den Himmel. Ich habe gar nicht gewusst, wie unglaublich gut weißes Joghurt schmeckt. Beatmet zu sein, ist vom Geschmacksempfinden ungefähr so wie Schnupfen. Man schmeckt nichts. Aber jetzt! Die Welt kriegt wieder Farben. „Na, wie ist es?", werde ich gefragt. „Schmeckt urgut", sage ich.

Ich bin dem Pfleger sehr dankbar. Es ist gut, dass er mir nicht gesagt hat, was er da tut, sonst hätte ich mich gestern wohl den ganzen Tag gefürchtet. Er war sich sicher, dass ich es schaffen kann, und um das auch mir zu beweisen, hat er diese Aktion mit dem Sauerstoff gemacht. Danke!

Tage später: Ich liege im Bett und schaue vor mich hin. Es war schon lange keiner mehr zum Absaugen da, denke ich (davon habe ich gar nicht erzählt, es kommt auf der Schrecklichkeitsskala gleich hinter dem High Flow CPAP). Dann dämmert es mir – die Beatmung ist weg, also auch kein Absaugen mehr. Was mir obendrein einfällt und mich noch viel glücklicher macht: nie wieder High Flow CPAP!

Wir fassen zusammen: Ich kann reden! Kein Absaugen mehr! Kein High-Flow-Klumpert mehr! Das Leben hat mich wieder.

4 Mobilisierung

Ein Arzt zu Besuch

Es ist Nachmittag. Oder Abend? Ich weiß es gar nicht so genau, es ist Winter, da ist sowieso immer Nacht.

Ein junger Arzt kommt zu mir ins Zimmer, nimmt sich einen Sessel und beginnt, mit mir zu reden; er erzählt von mir und ich höre ihm aufmerksam zu. Er spricht von meinen Entzündungen im Bauch und versucht, mir begreiflich zu machen, dass meine Bauchdecke weg ist. Ich verstehe nicht ganz. Wie kann das sein? Er sitzt bedächtig bei mir, lässt sich viel Zeit, denkt mit mir gemeinsam nach. In aller Ruhe.

Mir kommt ein Gedanke: „Habe ich dann auch keinen Nabel mehr?", frage ich ihn.

Er sieht mich an, wiegt den Kopf, daran hat er selbst noch gar nicht gedacht.

„Nein", sagt er nachdenklich, „nein, der ist wohl auch weg."

Stille im Zimmer. Gemeinsam denken wir an meinen Nabel, an diesen Anfang meiner selbst, den ich plötzlich verloren habe. Der Punkt in meiner Mitte ist weg. Das macht mich sehr traurig. Der Arzt bleibt noch eine Weile bei mir. Er versucht nicht, mich aufzumuntern. Er ist einfach da und teilt meine Trauer mit mir. Ich bin ihm sehr dankbar.

Ich komme nie über den Berg

Irgendein Tag, irgendeine Tageszeit. Ich weiß nicht, wo oben oder unten ist, vorne oder hinten. Ich habe mich selbst komplett verloren in diesen endlosen Wochen. Bewegungslos liege ich im Bett und weine vor mich hin. Ich werde das nie schaffen, das wird nie wieder gut, ich komme nie wieder aus diesem Bett raus, werde nie wieder gehen, nie wieder stehen, nie wieder irgendwas.

Ich weiß, hier arbeiten alle sehr kräftig daran, mich zu mobilisieren und vorwärtszubringen. Und ich weiß, dass alle wissen, dass ich wieder aufstehen werde. Aber die wissen nicht, wie hoch der Berg ist, über den ich muss. Ich habe keine Perspektive, weiß nicht, was nächste Woche anders sein soll als heute oder gestern.

Pflegerin B. ist bei mir, sie ist heute für mich zuständig. Das ist gut, gerade an einem Tag wie heute. Sie ist viel bei mir drinnen, verbringt Zeit in meinem Zimmer, das tut mir gut. Und sie macht etwas, das sonst eher vermieden wird, auch von ihr. Sie redet mir in einer ganz eigenen Weise gut zu. In einem Singsang, in den ich gut hineinweinen kann. Ich werde oft angespornt oder gelobt (für Dinge, die ich noch gar nicht kann). Aber dieses mütterliche Zureden bekomme ich sonst nicht. Heute brauch ich es und bekomme es auch. Es hilft.

Querbett

Drei Pflegerinnen sind bei mir. Und es ist nicht zu glauben, ich sitze! Was für eine Aufregung.

Immer noch liegt der Riesenberg vor mir. Der endlos lange Weg, den ich zu gehen habe, ohne auch nur einen Fuß auf den Boden setzen zu können. Mir selbst fehlt jede Perspektive, dafür haben die anderen ständig gute Ideen. Sitzen, zum Beispiel. Es ist ein Riesending, mich für fünf Minuten querbett zu setzen. Zuerst zieht man mir Stützstrümpfe an. „Damit das Blut nicht versackt", sagt Pflegerin E. Ich kann mir nichts darunter vorstellen. Versacken? Das macht aber nichts, zum Glück denken hier andere für mich.

Nach den Strümpfen kommt das Aufsetzen. Irre! Es beginnt mit auf die Seite drehen. Das kenne ich schon – rechtes Bein aufstellen, dann mit Hilfe nach links rollen. Eine Pflegerin nimmt meine Beine in die Arme und zieht sie aus dem Bett, während zwei andere mich in die Höhe hieven. Und jetzt weiß ich nicht genau, wie es weitergeht. Ich merke nur, ich sitze quer in meinem Bett, die Füße baumeln in der Luft und ich kann aus dem Fenster schauen. Das ist nicht zu fassen, nach Wochen ein anderer Blick als meine Wand und der OP. Ganz hinten steht ein Baum, leider ist Winter, er ist kahl, aber es ist ein Baum!

Alleine kann ich natürlich nicht sitzen, ich brauche jede Menge Support. Links eine Pflegerin, die die Schläuche hält, hinter mir im Bett kniet eine Pflegerin, an die ich mich anlehne und die auch darauf achtet, dass ich nicht zur Seite kippe. Und vor mir eine Pflegerin, die mir in die Augen sieht und mich daran erinnert, den Kopf hochzuhalten. Wie schwer der ist … Ich soll geradeaus schauen, soll den Baum anschauen, in den Himmel, den Krähen nachschauen, alles, bloß nicht zu Boden. Der Kopf und die Augen haben ihr eigenes Leben, sie sinken immer wieder nach unten. „Schau mich an", sagt dann die Pflegerin vor mir. „Schau mich an!"

Ich glaube, nach fünf Minuten ist es genug. Mir kommt es vor, als hätte ich stundenlang gesessen. Sanft werde ich hingelegt, was für eine Erleichterung.

Ich werde jetzt fast jeden Tag aufgesetzt. Heute ist meine Schwester zu Besuch und erlebt den großen Augenblick mit. Es ist so aufregend. Sie lehnt an der Wand rechts von mir und ist so gerührt von meinem Glück. „Heute ist ein guter Tag", sage ich zu ihr.

Florian erzählt: Mami besuchen!

„Juhuuuu, zur Mamimami!!!" Es ist so weit. Heute besuchen wir Brigitte zum ersten Mal gemeinsam. Ich habe mir den Nachmittag frei genommen und die Kinder früher von der Tagesmutter abgeholt. Den ganzen Weg im Auto plappern sie mich zu, wie es dort ist, wie es der Mami geht, ob die Mami schon aufstehen kann … alles wollen sie wissen. Parkplatzsuche, den Weg zum Krankenhaus laufen sie.

In die Intensivstation führt eine Doppeltüre, wir gehen durch die erste. Hier in diesem Zwischenraum stehen Sessel, hier ist die Garderobe, das Waschbecken und der Behälter mit den Plastikschürzen.

Ich läute an und Pflegerin A. kommt zu uns heraus. Wir haben einen Termin für diesen Besuch mit ihr ausgemacht, sie hat Zeit für uns. Sie begrüßt die Kinder, die nicht mehr ganz so plapperhaft sind, sondern sich stumm umschauen. Sie erklärt, dass es wichtig ist, erst einmal die Hände zu waschen und dann eine von den Schürzen umzubinden. Das müssen alle tun, die da durch die Türe hineinwollen. Ich kenne das alles schon, meine Handgriffe laufen automatisch. Ich weiß nicht, wer aufgeregter ist, die Kinder oder ich? Wie wird das sein? Die Pflegerin sagt, die Mami ist wach und freut sich schon sooooo. Dabei breitet sie ganz weit die Arme aus und lächelt. Die Kinder fassen langsam Zutrauen.

Na dann. Hinein mit uns. Um zu Brigittes Zimmer zu kommen, müssen wir durch den Großraum mit den vielen Betten. Gabriel, der Kleine, sieht nichts rundherum, er hat nur ein Ziel, und das ist die Mami. Helena, die Ältere, nimmt die Umgebung bereits anders wahr, sie geht mit großen Augen und zaghaften Schritten an meiner Hand.
Dann endlich, rechts die Türe zu Mamis Zimmer. Gabriel läuft hinein und wäre das Bett nicht so hoch oben, dann würde er wohl selbst hineinhüpfen. So streckt er mir nur die Arme entgegen und muss gar nichts dazu sagen. Ich hebe ihn zu seiner Mami ins Bett, die hebt den rechten Arm ein wenig, um eine Kuhle für ihn zu machen. Er kuschelt sich an sie und sagt kein Wort. Brigitte lächelt.
Helena ist in der Türe stehen geblieben, sie möchte so gerne auch dahin, aber die Umgebung und vor allem wohl der Geruch hier drinnen machen ihr schwer zu schaffen. Brigitte begrüßt sie mit liebevollen Worten, sie spricht mit ihr, aber unsere Kleine ist ganz blass. Die Mami so verändert in dieser ungewohnten Umgebung, mit all diesen piepsenden Geräten und vor allem diesem schrecklichen Desinfektionsgeruch.
Ich sehe es ihr an, dass sie erst einmal hier raus muss, nehme sie auf den Arm und trage sie zum Schwesternzimmer. Da darf sie sich auf das Sofa legen, sie bekommt ein Glas Wasser und viel Zuspruch. So ein tapferes Mädchen.

H: Gib der Mami ein Bussi von mir.
F: Das mach ich, mein Schatz.

Es war wunderschön, nach so vielen Wochen endlich die Kinder wieder zu sehen. Dass sie erst kommen sollten, wenn ich wieder sprechen und meine Arme bewegen kann, hat Florian mit mir ausgemacht, es war uns wichtig, die Kinder nicht zu überfordern.

Wenn ich jetzt daran zurückdenke, während ich diese Zeilen schreibe, kommen mir wieder die Tränen. Es war eine so schwierige Situation für sie und ich bin meinem Mann und unserer großen Familie unendlich dankbar, dass sie die beiden so „durchgetragen" haben. Ich hatte, und habe manchmal immer noch, ein schlechtes Gewissen, weil sie das erleben mussten, weil ich sie so lange alleine gelassen habe, weil sie so viel Angst hatten. Niemand hatte Schuld an dieser Situation, aber man möchte doch seine Kinder immer vor allem Leid bewahren, und das konnte ich nicht.

Gabriel ist nach diesem ersten Besuch immer wieder mitgekommen, Helena nur ganz selten und das auch erst später, als es mir schon deutlich besser ging. Kinder haben ihren eigenen Rhythmus und ihre eigenen Bedürfnisse, gerade in einer so schwierigen Situation, und so dürfen die beiden auch heute noch so damit umgehen, wie es ihnen guttut. Dieses Buch ist auch ihnen gewidmet, aber ob und wann sie es lesen, bleibt ganz ihnen überlassen.

Raus aus den Federn

Ich soll raus aus dem Bett. Das ist der große Plan. Mobilisierung heißt das Zauberwort. Eher ein Unwort, wenn man mich fragt, aber mich fragt keiner. Nicht in dieser Sache. Querbettsitzen ist nur der Anfang.

Pfleger K., der mir mit seinem übersteigerten Antrieb zurzeit ganz schön auf die Nerven geht, kommt mit einer großen Neuigkeit. „Ich habe einen Sessel für Sie bestellt", sagt er zu mir. Aha, denke ich, einen Sessel. Süß. Wie soll das gehen, bitte? Die Frage wird nicht beantwortet, er sagt nur, er habe ihn jetzt bestellt, das dauere noch ein paar Tage, blöd, weil er mich eigentlich heute schon raussetzen könnte.

Die Wartezeit auf den Wundersessel verbringen wir mit einer Steigerung des Querbettsitzens. Aufstehen. Aufstehen? Ja, denn wenn der Sessel da ist, müsse ich da irgendwie hinein, heben werde er mich sicher nicht. Na dann …

Ich sitze querbett in der bekannten Formation, zusätzlich ist eine vierte Schwester da, die mir Schuhe anzieht. Schuhe … eher knöchelhohe Großmutterstoffhauspatschen! Grauenvoll. Mein Mann hat sie auf Auftrag besorgt, man zieht sie mir seit Wochen im Bett an und dann muss ich damit am Fußende „stehen". Sobald die Schuhe sitzen, geht es los. Vor mir steht jemand und nimmt mich unter den Achseln. Hinter mir hält jemand. Die Füße baumeln nach unten. Das Bett wird hinuntergelassen, die Füße bekommen Bodenkontakt. Ein unglaubliches Gefühl. Ich schaue die Menschen an, die mich rundherum stützen. Sie lächeln mir aufmunternd zu, sie sind da, sie helfen mir und sie lassen mich nicht fallen. Sobald die Füße den Boden ganz berühren, werde ich hochgezogen und es ist nicht zu fassen, ich stehe tatsächlich. Stehen ist vielleicht ein bisschen übertrieben, ich hänge vielmehr an der Pflegerin vor mir, aber ich spüre meine Beine und wie sie den Boden berühren. Ich stehe!

Als nach ein paar Tagen der Super-Wunder-Spezial-Sessel da ist, geht es ganz schnell. Der Sessel steht links von mir zwischen Bett und Fenster. Seit die Beatmungsmaschine weg ist, ist dort Platz für solche Sachen. Querbettsitzen – längst Routine; aufstehen – übe ich brav seit Tagen. Was soll schiefgehen.

Es ist Pfleger K., der beim ersten Mal vor mir steht, mich unter den Achseln hält, mich im Stehen eine Vierteldrehung nach rechts wendet und mich ganz vorsichtig niedersetzt. Die Lehne des Sessels ist weit nach hinten gestellt, ich kann mich zurücksinken lassen und erst mal rasten. Polster werden links und rechts hineingestopft, ich werde zugedeckt, dann steht er vor mir und grinst. Das habe er doch gewusst!

Nach ein paar Minuten bin ich völlig erschöpft. So anstrengend kann sitzen sein. Ein bisschen fürchte ich mich vor dem Retourweg ins Bett.

Katastrophenmeldung

Wieder einmal querbettsitzen. Ich bin mittlerweile einigermaßen routiniert und kann das Köpfchen schon ein bisschen oben halten (man wird wirklich zum Baby). Jedenfalls geht es mir recht gut in dieser Situation und so beginnt die Pflegerin, die vor mir steht und mich hält, ein Gespräch. Wir reden über mich, über all meine Löcher und Narben, über die Abszesse und die überstandenen Komplikationen. Und wir reden über meine zwei künstlichen Darmausgänge. Eigentlich habe ich nur noch einen, der andere wurde vor ein paar Tagen rückoperiert.

„Sie werden sehen, sie werden schon gut damit zurechtkommen", sagt sie. Ich verstehe nicht. Was soll das heißen? Sie sagt mit völliger Selbstverständlichkeit: „Das dauert noch ein paar Monate, bis man das zurückoperieren kann." Ich bin fassungslos. Monate? Mittlerweile habe ich eine kleine Zeitperspektive und darin kommt es nicht vor, dass ich noch Monate im Krankenhaus bleibe. Heißt das, ich muss damit nach Hause?

„Ja, aber das ist überhaupt kein Problem, Sie werden sehen." Aha, werde ich das? All meine Kraft fährt aus mir raus. Diese Nachricht ist ein unglaublicher Schock für mich. Ich mag nicht mehr sitzen, ich kann auch gar nicht mehr sitzen. Ich kann nur noch weinen.

Rückfall

Das Gift ist wieder da. Irgendwie hat es einen Weg zurück in meinen Körper gefunden und ist dabei, erneut alles zu zerstören. Ich halluziniere wieder. Gerade bekomme ich noch mit, dass ich in ein anders Krankenhaus verlegt werde. Ich soll auf eine Spezialstation. Dann ist es wieder finster.

Danke, liebe Freundin

Liebe Anne-Kathrin,
Du warst da, als es plötzlich wieder ganz nach unten ging. Du warst bei mir und hast es gespürt, Schwindel hat dich erfasst, du hast es gewusst. Dann hast

du dich selbst bei der Hand genommen, zum Telefon gegriffen und Menschen angerufen.

Ich danke dir!

Anne-Kathrin ist eine langjährige Freundin. Sie ist berufstätig, hat viele Kinder und konnte damals nicht oft zu mir kommen. Aber an einem entscheidenden Tag war sie da, an dem Tag, als es mir plötzlich rapide wieder schlechter ging und die dritte Sepsis sich ankündigte. Sie hat mir viele Jahre später erzählt, wie sie selbst es körperlich gespürt hatte, als sie bei mir saß. Sie war nicht bloße Besucherin, die Blumen bringt und ein Viertelstündchen am Bett sitzt. Sie hat mit ganzer Aufmerksamkeit wahrgenommen, wie es mir geht. Sie hat gespürt, was ich schon nicht mehr in der Lage war wahrzunehmen, und sie hat getan, was ich nicht konnte. Sie hat Menschen angerufen und mobilisiert, „... es geht ihr wieder schlechter, sie braucht uns mehr denn je ...".

Wieder einmal aufwachen

Meine Augen öffnen sich. Ich bin erschöpft, kenne mich nicht aus, weiß nicht, was alles passiert ist und dass ich wieder eine ganze Woche geschlafen habe. Neben meinem Bett steht Dr. H. Aufmerksam sieht er mich an. Ich bin mit Schauen und Spüren beschäftigt, als ich vertraute Dinge in meinem Gesicht bemerke: Schläuche ...

Ich schaue den Arzt an und plötzlich bricht es aus mir heraus. Er solle sofort all diese Kabel entfernen, die Beatmung (offenbar habe ich eine Sprechkanüle), die künstliche Ernährung und überhaupt alles. Das sei alles schon weg gewesen, das könne jetzt nicht sein Ernst sein, mir das wieder anzutun. Er steht ruhig neben mir, sieht mich an und wartet das Ende meiner Tirade ab. Dann lächelt er und sagt, solange ich so mit ihm schimpfe, mache er sich keine Sorgen um mich. Ich weiß zu diesem Zeitpunkt noch nicht, wie sehr er in den letzten Tagen um mein Leben gekämpft hat und wie froh er ist, mich so energisch und lebendig zu sehen.

All mein Zetern nützt mir nichts. Die Schläuche bleiben vorerst drinnen. Ich muss 2000 Kalorien pro Tag essen, erst dann kann die Ernährung raus. Wahnsinn. 2000 Kalorien. Unter normalen Umständen freue ich mich über so einen Auftrag, aber hier ...? Wie soll das gehen? Doch ich bin fest entschlossen und verspreche, brav zu essen. Zwei Tage später kommt die Ernährung tatsächlich weg und ich werde ordentlich gefüttert. Es ist sehr schwer, so viel essen zu müssen, aber es gibt einen Ausweg: eine hochkalorische Trinknahrung, die pro 250 Milliliter 400 Kalorien hat. Das macht es möglich.

Parallel dazu setze ich durch, dass man mir auch die Beatmung abnimmt. Plötzlich habe ich das Gefühl, alles schaffen zu können.

Druckkammer

Auf der neuen Station gibt es ein neues Ritual. Jeden Vormittag werde ich in die Druckkammer geschoben. Das ist eine Taucherglocke, darin liege ich zwei Stunden lang bei Druckverhältnissen wie vierzehn Meter unter dem Meer. Das ist gut für die Sauerstoffversorgung und damit für die Wundheilung. Ich bin immer noch auf der Intensivstation, den Transport in die Kammer muss ein Arzt übernehmen, der dann mit mir in der Glocke ist und aufpasst. Außerdem befinden sich dort ambulante Patientinnen und Patienten. Ein kleines Spektakel.

Täglich holt mich Dr. R. ab, bringt mich hinunter und ist dabei. Zwei Stunden in so einer kleinen Taucherglocke können sehr lang sein, ich werde dort leicht panisch, also darf ich schlafen. Und da ist Dr. R. wirklich großartig, weil ich jeden Tag dieselbe Frage stelle: „Krieg ich was zum Schlafen?" Er gibt mir jeden Tag dieselbe Antwort: „Ich hab sie mit, die gute weiße Schlafmilch." Es ist immer derselbe Wortlaut und das ist sehr gut für mich. Er beruhigt mich und gibt mir Sicherheit. Er wird nie ungeduldig. Natürlich könnte ich es auch so wissen. Ich sehe die Nierentasse, die er auf mein Bett legt, und darin die Spritze.

Auf der Spezialstation erholte ich mich gut, Kalorien, Druckkammer und ärztliche Kunst taten ihre Wirkung. Bald war ich wieder in dem Zustand wie vor dem

Rückfall und dann sogar darüber hinaus. Florian und die Kinder kamen öfter zu Besuch und eines Tages durften wir gemeinsam hinaus. Davon erzählt Florian in der folgenden Geschichte.

Florian erzählt: Licht

Zum ersten Mal seit Monaten sind wir gemeinsam in der Sonne, du im Spezialrollstuhl, gut gestützt und zugedeckt, die beiden Kinder und ich. Und Dr. H., dein Arzt. Zum „Auslüften", wie er sagt. In seiner persönlichen Begleitung, weil es der erste derartige Ausflug hinaus ist.

Er schiebt dich im Rollstuhl durch die langen Gänge des Krankenhauses. Mal vor dir, mal hinter dir: die Kinder und ich. Endlich wieder eine Mama in Bewegung. Das muss gefeiert werden. Wer ist schneller, Gabriel? Die Mama oder wir? Wenig später wollen sie auch gern bei dir im Rollstuhl mitfahren. „Mama-Taxi!" Schließlich dürfen sie einige Gänge lang am hinteren Ende des Rollstuhls bei Dr. H. wie auf dem Kutschbock mitfahren und um einige Ecken düsen. Um dann ganz schnell abzusteigen, als Dr. H. eine Türe als „die Tür zur Terrasse" ankündigt. „Erster!" Sie halten dir die Türe auf. Endlich etwas ganz Praktisches für Mama tun können. „Jetzt geht's hinaus, Mama!"

In der Sonne. Wir sitzen ganz lange da. Dein sonst so blasses Gesicht ist in warmes, goldenes Licht getaucht. Wir erzählen Geschichten, auch der Arzt, und sind ganz ausgelassen vor Sonnenwärme und Freude.

Später, vor dem Aufzug: Zeit zum Abschiednehmen. Die Kleinen haben sich schon verabschiedet und laufen die breite Flachrolltreppe hinunter. Ein paar Momente haben wir noch Zeit, bis der Arzt wiederkommt und dich mit sich nimmt, um dich anschließend für eine OP vorzubereiten. Noch eine dieser vielen OPs, an die du dich schon längst gewöhnt hast. Mir wird bei jeder, die ich bewusst mitbekomme, ganz anders.

B: Ich danke dir, was du alles für uns tust - und für mich.

F: Du würdest es ganz genauso für mich tun, da bin ich mir sicher!

B: Bestimmt!

F: Ich fühl mich dir näher als je zuvor, weißt du? Da wiegt das viele Tun und Machen nicht schwer. Es ist eher ganz leicht.

Wir umarmen uns. Weiter hinten sehe ich schon Dr. H. kommen. Ich zeige hinüber zu ihm. Gouvernantenalarm! Wir lachen. Dann geht die Aufzugtür zu, ein letztes Lächeln, ein Zwinkern. Der Aufzug fährt los. Mir ist zugleich zum Lachen und zum Heulen. Hey, ich will dich wiedersehen. Wir haben doch gesagt, dass wir miteinander alt werden wollen, alt und schäbig. Und glücklich.

Im nächsten Stockwerk darunter warten die Kinder. Sie haben mich hinter den Glastüren des Aufzugs kommen sehen. Die Türe geht auf, die beiden steigen zu und wir fahren weiter hinunter auf die Eingangsebene, alles eingespielte Routine. Dieses Krankenhaus kennen die Kinder fast so gut wie ihren Lieblingsspielplatz im Wald.

Bei unserem letzten Besuch im Krankenhaus sagte Gabriel, er wüsste jetzt genau, was er mal werden möchte: U-Bahn-Fahrer und Arzt. Immer, wenn er bei der U-Bahn-Station in der Nähe des Krankenhauses ankommt, zieht er sich den

weißen Mantel über das U-Bahn-Fahrer-Gewand, geht die paar Straßen zum Krankenhaus und „schon beginnt das Untersuchen und Operieren".

Bewegung

Ich liege im Bett und schaue vor mich hin. Plötzlich stutze ich. Irgendetwas ist anders. Meine Beine ... Meine Beine sind aufgestellt! Ich schaue verwundert vom linken zum rechten und wieder retour. Wie ist das passiert? Eine Zeit lang denke ich intensiv darüber nach, wie ich das wohl gemacht habe, dann beginne ich, mich zu bewegen. Ich liege in einem Luftbett, das aus lauter quer liegenden Luftkammern besteht. Meine Fersen sind in einer solchen Kammer eingehängt. Ich fange an, die Fersen Millimeter für Millimeter nach vorne zu schieben, bis in die nächste Luftkammernfurche. Dann wieder zurück. Unfass-bar! Das funktioniert! Ich mache weiter, zwei Furchen. Drei Furchen. Bald liegen meine Beine ausgestreckt vor mir. Jetzt kommt eine große Aufgabe: Beine wieder aufstellen. Die Furchen helfen mir dabei, ich kann meine Fersen Stück für Stück zu mir heranziehen und zwischendurch rasten. Dann stehen die Beine auch schon.

Ich spiele den ganzen Nachmittag damit und kann es nicht fassen. Seit Wochen werde ich täglich mehrmals dazu aufgefordert, ein Bein aufzustellen, um mich auf eine Seite drehen zu können. Nie ist es mir gelungen. Jetzt haben es die Beine ganz alleine getan, und ich habe es gar nicht bemerkt.

Zwei Wochen später: Die Abendpflegerin macht ihre Runde. Sie kommt an mein Bett und sieht mich mit großen Augen an. „Wie haben Sie denn das gemacht?", fragt sie mich. Und erst da bemerke ich, dass ich mich auf die rechte Seite gedreht habe! Ganz von alleine. Wieder kann ich mich nicht erinnern, wie ich das zustande gebracht habe, ich habe es nicht einmal bemerkt. Erst als die Pflegerin es sagt, sehe ich es selbst und spüre plötzlich, wie unendlich angenehm es ist, auf der Seite zu liegen.

Mein Körper arbeitet mit aller Kraft. Zum Glück braucht er meinen Kopf dafür nicht.

Gehen

Beim Gehen ist es nicht ganz so einfach, das kann der Körper nicht von alleine. Ich habe einen Physiotherapeuten, der täglich mit mir arbeitet. Querbettsitzen und aufstehen kennen wir schon. Dazu muss man sagen, dass mein Therapeut etwa 1,90 Meter groß ist. Ich stehe also mit seiner Hilfe vom Bett auf und hänge dann mit meinen spärlichen 1,67 Meter an seinem Hals. Zuerst einmal nur Stehen und Stabilisieren. Dann gehen wir ein paar Schritte. Er geht behutsam rückwärts, ich schlurfe an seinem Hals hängend mit ihm. Unfassbar anstrengend, unfassbar schön. Und unfassbar schnell werde ich sehr müde und will zurück ins Bett.

Wir üben täglich. Täglich ein Schritt mehr. Täglich eine kleine Horizonterweiterung.

Duschen

Seit zwei Wochen werde ich jeden Tag in die Druckkammer geschoben. Ich mag das, weil ich aus meinem Zimmer rauskomme, einmal etwas anderes sehe und den Vormittag verschlafen darf. Alles fein.

Aber heute. Die Zeit vergeht und vergeht und kein Dr. R. kommt. Dafür irgendwann der Pfleger. Ich frage nach der Druckkammer und er sagt, das sei vorbei, was er gut finde, weil ich jedes Mal völlig fertig zurückgekommen sei. Echt? Das hab ich gar nicht mitbekommen. Ich versuche nachzufragen, aber er verweigert die Auskunft. Er hat etwas anderes mit mir vor. Weil wir zwei Stunden Zeit gewonnen haben, gehen wir duschen! Duschen? Gehen? Viele Fragezeichen, aber ich bin natürlich sofort dabei. Eine schmale blaue Plastikliege wird neben mein Bett geschoben, zu zweit ziehen sie mich mit meinem Leintuch hinüber. Diese Liege hat vier Seitenteile, die hochgeklappt werden, und ab geht's ins Badezimmer. Badezimmer! Das ist viel besser als die Taucherglocke. Wer will schon schlafen, wenn er duschen kann …?

Der Pfleger klappt die Seitenteile der Liege herunter, nimmt das Leintuch weg, mit dem ich zugedeckt bin, und zieht mir das Nachthemd aus, das ich mittlerweile trage. Es ist ein hinten offenes Hemd, eigentlich wird es mir nur auf den Bauch gelegt und ich schlüpfe mit den Armen rein und raus. Jetzt die Brause. Das ist nicht mehr so wie beim Haarewaschen im Bett, wo wir mit dem Wasser sparen und aufpassen müssen, nicht alles zu überschwemmen. Nein. Hier kommt jede Menge sehr warmes Wasser direkt aus der Leitung und in diesem Badezimmer darf ordentlich gepritschelt werden. Mein zweites Waschfest! Und was für eines!

Ein Abschied

Gestern war mein großes Duschfest im Badezimmer. Ich bin fest entschlossen, das heute zu wiederholen, es war ein so himmlischer Genuss. Aber irgendwie ist heute nochmals alles anders. Die Pflegerin kommt und verkündet, heute sei es so weit. Ich sei stabil genug, auf die Normalstation verlegt zu werden. Na bumm!

Falls sie Freude erwartet, muss ich sie enttäuschen. Es ist eher Panik, die mich erfüllt. Auf die Normalstation? Das schaffe ich nie. Wer soll sich da um mich kümmern? Hier gibt es eine Eins-zu-eins-Betreuung, dort liege ich in irgendeinem Mehrbettzimmer und dämmere vor mich hin. Ich bekomme Angst, doch die Pflegerin ist lieb. Sie erklärt mir, dass es für niemanden leicht sei, sich von dieser Rundumversorgung zu verabschieden und in die Ungewissheit zu gehen. Aber ich solle mir keine Sorgen machen, auch dort werde sehr gut auf mich aufgepasst und ganz bestimmt werde dort auch jemand mit mir duschen gehen.

Sie brauchen auch mein Zimmer. Der Rettungshubschrauber ist schon im Anflug, eine neue Patientin kommt, die ihre große Katastrophe jetzt gerade erlebt. Ich habe meine hinter mir. Die Gerätschaften werden abgesteckt und meine persönlichen Dinge schnell auf mein Bett gelegt. Dann heißt es Abschied nehmen. Dafür bleibt kaum Zeit, schon sind die Krankenträger da und in Begleitung eines Arztes werde ich davongeschoben.

Normalität

Da bin ich nun. Ich liege in einem Dreibettzimmer und habe den Fensterplatz, was mich sehr erfreut. Ich bin ganz überrascht über die Betriebsamkeit, die hier herrscht, und plötzlich sind Mitpatientinnen da, mit denen ich mich unterhalten kann. Auf dieser Station bin ich bei Weitem am Schlechtesten dran, es tut mir gut, von „normalen" Menschen umgeben zu sein.

Die Pflegerin, die mich in Empfang nimmt, kümmert sich sehr um mich. Meine Frage nach der Dusche beantwortet sie lächelnd mit Ja.

Bewegung, Bewegung, Bewegung

Hier habe ich eine neue Physiotherapeutin. Bereits nach wenigen Tagen kommt sie mit einer Überraschung: ein Rollstuhl. Nicht der Spezialrolli, mit dem mich Dr. H. vor zwei Wochen auf die Terrasse geschoben hat, sondern ein richtiger, mit dem ich selbst fahren kann. Mit ihrer Hilfe komme ich von der Seitenlage ins Querbettsitzen, ins Stehen, ins Drehen und hinein in den Rolli. Ein ungeahntes Freiheitsgefühl erfasst mich. Langsam rolle ich in ihrer Begleitung aus dem Zimmer und den Gang entlang. Hin und her. Immer wieder.

Eine Woche später: Sie bringt Krücken! Das ist der absolute Wahnsinn. Ich soll alleine gehen lernen. Mithilfe dieser zwei wunderschönen, knallroten Krücken. Aufsetzen, aufstehen – alles Routine. Aber dann. Sie stellt die Krücken auf die richtige Höhe ein und gibt sie mir, eine nach der anderen. Da stehe ich nun mit meinen vier Beinen. Ich will es sofort versuchen, so aufgeregt bin ich. Die Krücken stehen einen halben Schritt vor meinen Füßen. Zaghaft schiebt sich ein Bein nach vorne. Dann das zweite dazu. Dann die rechte Krücke einen halben Schritt nach vorne und die linke Krücke dazu. Dann wieder das rechte Bein zu den Krücken und das linke wieder dazu. Immer stabil auf drei Beinen stehen und nur eines bewegen. Immer schön eines nach dem anderen. Ich bin sehr wackelig, die Physiotherapeutin ist bei mir und passt gut auf mich auf. So gehe ich von der Seite des Bettes nach vorne zum Fußende, dann nach links am Nachbarbett entlang und bis zum nächsten Bett, das an der Türe steht. Dort ist erst mal Pause. Ich stütze mich schwer auf meine Krücken und atme tief. Der Kopf hängt nach vorne, aber das darf er nicht, denn da wird mir ganz schnell schwindlig. Also Kopf hoch und retour. Beim mittleren Bett schaffe ich es nicht weiter, die Physiotherapeutin ist schon mit dem Rollstuhl zur Stelle und schiebt mich den letzten Meter zurück zum Bett. Wie froh bin ich, wieder liegen zu dürfen. Die knallroten Krücken bleiben bei mir.

Und so übe ich Tag für Tag, mehrere Wochen lang. Zwischendurch weitere Operationen, mein Körper ist noch lange nicht komplett zusammengeflickt.

Seelenpflege

Neben all den körperlichen Therapien habe ich auch psychologische Betreuung. Das ist sehr gut, denn vor allem das Thema meiner Kinder (und mein schlechtes Gewissen ihnen gegenüber) beschäftigt mich enorm. Außerdem muss ich mit der kompletten Veränderung meiner Zukunft zurechtkommen. Es wird nie mehr so sein wie früher.

Mit dem Psychologen ist es interessant. Er sitzt im Rollstuhl und so rollen wir gemeinsam durch die Station. Er hat keine Arme, schreibt aber für mich Ansichtskarten an meine Kinder, die ich diktiere, weil ich noch nicht schreiben kann. Einmal bringt er mir abends einen Big Mac mit, weil ich ihm von meinem Riesenappetit auf Mäci-Essen erzählt habe. Er ist so unkompliziert, es hilft mir sehr, dass er mit mir arbeitet.

Horizonterweiterung

Täglich übe ich. Es ist ein so großes Glück für mich, alleine aus diesem Bett zu kommen. Die Krücken stehen immer bereit und ich spaziere tapsend durch die Gänge.

Nächste Etappe: Ich gehe mit nur einer Krücke. Es erfordert höchste Konzentration, nicht durcheinanderzukommen mit meinen Armen und Beinen. Und dann: der erste Versuch ohne Krücken. Die Physiotherapeutin ist bei mir, sie geht vor mir her wie vor einem kleinen Kind, das seine ersten zaghaften Schrittchen tut. Zum Glück ist immer eine Wand oder ein anderes Bett in der Nähe, wo ich mich zwischendurch festhalten kann.

Dann werde ich übermütig … Es ist Nacht. Alles ist still und ich muss aufs Klo. Ehrgeizig und grenzenlos überzeugt von meinen Fähigkeiten beschließe ich, die Pflegerin diesmal nicht zu rufen. Nein, ich kann das alleine. Zur Seite rollen, aufsetzen, Beine aus dem Bett hängen, aufstehen – kein Problem. Ich gehe die ersten Schritte, alles wunderbar, und beschließe, auch die Krücken wegzulassen. Am Tag kann ich schon ohne gehen, wo also ist der Unterschied zur Nacht?

Gedacht, getan. Schrittweise taste ich mich an der Wand entlang bis zur Zimmertüre. Gleich dahinter, am Gang, ist das WC. Ich öffne die Zimmertüre, tapse vorsichtig hinaus und schließe die Türe sachte hinter mir. Dann kommt der entscheidende Fehler: Mein Kopf ist beim Türeschließen rechts nach hinten gedreht, mein Körper steht schon in Richtung Klotüre. Ich lasse den Türgriff los und drehe im gleichen Moment den Kopf nach vorne. So wie man es normalerweise tut. In der Sekunde dreht sich alles in meinem Kopf, der Schwindel erfasst meinen ganzen Körper und ich falle rücklings auf den Boden. Da liege ich nun wie ein Käfer und unfähig, mich in irgendeine Richtung zu bewegen. Ich kann mich nicht zur Seite rollen, kann nicht nach vorne und nicht retour. Verzweiflung macht sich breit in mir. Meine einzige Möglichkeit: Ich rutsche rücklings zu meiner Zimmertüre und klopfe heftig dagegen, in der Hoffnung, eine Mitpatientin möge das hören. Tatsächlich, sie hört mich und läutet nach der Pflegerin, ohne zu wissen, was da an der Türe ist. Die Pflegerin kommt, sieht mich auf dem Boden liegen und schimpft. Sie ist lieb, aber sehr eindringlich. Ich dürfe auf gar keinen Fall nachts alleine durch die Gegend marschieren und solle mich keinesfalls scheuen zu läuten. Dafür seien sie da, mir zu helfen.

Ja, das stimmt. Aber ich brauche seit Monaten Hilfe bei wirklich allem, ich will endlich wieder alleine!

Körperbild

Im Laufe der Wochen verändern sich viele Dinge. Die heutige Neuigkeit ist: Ich werde nicht mehr im Bett gewaschen, sondern soll das im großen Badezimmer selbst tun. Jawoll!

Eine Pflegerin begleitet mich, alleine darf ich nicht. Ich rolle in meinem Rollstuhl ins Badezimmer und fahre zum Waschbecken, wo ein großer Spiegel angebracht ist. Ganz lange betrachte ich mich. Dann Zähne putzen und Gesicht waschen. Das geht noch im Sitzen mit Blick nach vorne. Aber dann …

Um den Körper zu waschen, muss ich aufstehen und das Nachthemd ausziehen. Die Pflegerin hilft mir dabei. Und dann stehe ich nackt vor meinem Spiegelbild. Links von mir gibt es noch einen großen Spiegel, ich habe das Gefühl, mich plötzlich von allen Seiten gleichzeitig betrachten zu können. Und es ist ein Schock, was ich da sehe. Ich bin unendlich abgemagert. Schmal, gebückt und voller Flecken stehe ich da und muss mich am Waschbecken festhalten.

Die Pflegerin ist da und lässt mir genügend Zeit, mich in aller Ruhe zu betrachten. Es ist das erste Mal, dass ich mich komplett sehe. Dann kommt sie näher und reicht mir mit aller Selbstverständlichkeit die Pflegeutensilien, darunter Waschlappen, Seife, Cremes, einen Kamm. Ich kann mir viel Zeit lassen, es ist seit Langem das erste Mal, dass ich mich selbst wasche, ich muss meinen geschundenen Körper erst wieder neu finden. Und annehmen – aber das wird wohl noch dauern. Die Geduld der Pflegerin hilft mir. Auch die Selbstverständlichkeit, mit der sie mich begleitet. Da ist kein Mitleid, sondern einfach Mitgefühl. Das tut gut.

Nach Hause?

Wochen sind vergangen. Ich habe gelernt, einen Löffel zu halten und mir selbst die Zähne zu putzen. Ich kann wieder gehen, zwar nur mit Krücken, aber immerhin! Ich kann ein Buch halten, kann meine Kinder umarmen, kann wieder so viel.

Die vorerst letzten Operationen sind auch geschafft. Das Loch im Hals ist endlich zugenäht und das große Loch am Bauch ist fürs Erste mit Spalthaut (eine ganz dünne Hautschicht, die von den Oberschenkeln abgezogen wurde) gedeckt. Über die Bauchdeckenrekonstruktion machen wir uns später Gedanken, zuerst einmal muss ich mich richtig erholen.

Ja, und dann kommt eines Tages mein Chirurg zu mir und sagt, es sei an der Zeit für mich, nach Hause zu gehen. Nach Hause? Ich kann die Worte nicht glauben. Es ist Mai, seit Ende Dezember bin ich im Krankenhaus, das wird so normal, dass ein Heimgehen ganz und gar unrealistisch erscheint. Ich schaue ihn ungläubig an. Ja, sagt er, chirurgisch sei vorerst alles erledigt, vor den weiteren Operationen (Darm und Bauchdecke) müsse ich erst richtig zu Kräften kommen, und das gehe am besten daheim. Meine Augen beginnen zu schwimmen. Nach Hause. Ich habe nicht gewusst, wie groß mein Heimweh ist.

5 Danach

Da war ich also nun, zu Hause. Es hat Jahre gedauert, wieder ganz „zu landen", in dieser Zeit habe ich viele Gedichte geschrieben. Zu meiner Orientierung und um selbst klarzukriegen, wer ich bin und was ich kann. Und um mir zu erlauben, mir Zeit zu lassen. Oft dachte ich, ich müsse sofort wieder „funktionieren". Eine Auswahl dieser Gedichte und einen kurzen Brief an meinen Mann möchte ich in diesem Kapitel mit Ihnen teilen.

Mein Paradies auf Erden

Mein Paradies auf Erden
hat viele Farben,
in denen ich baden kann.

Liegt in meiner Hängematte
mit einem Buch.
Ist in der Musik zu Hause.
Ist friedlich und still,
langsam und behutsam.

Es kommt auf leisen Sohlen,
will nichts von mir,
lässt mich in Ruhe
und ist doch da.

Auf langsamen Schritten

Auf langsamen Schritten zurück in meine Welt.

Die Kinder kommen mittags nach Hause.
Mittagessen.
Spielen.
Aufgabe um 15 Uhr.
Danach spielen wir gemeinsam.
Ich lese vor.
Zum Abendessen gibt es Brote,
oder mein Liebster kocht für uns.

Der Vormittag gehört mir.
Ich organisiere nichts.
Ich besorge nichts.
Ich rufe nirgendwo an.

Ich sitze auf der Terrasse,
in meinem Sanatorium.
Lese ein Buch.
Schaue in die Luft.
Tue nichts.

Mein Liebster,

ich danke dir, dass du all meine Wackeligkeiten mit einem so liebevollen Blick ansehen kannst.

Dass du immer wieder neue Pläne mit mir aufstellst, sie mit mir ausprobierst und wir sie nach kurzer Zeit auch wieder völlig über den Haufen werfen können.

Ich möchte dich nicht übersehen,

aber manchmal reicht mein Blick keinen Millimeter weiter als bis zur Nasenspitze.

Schneckenhaus

Wenn ich die Kinder betreue, muss ich raus aus meinem
Schneckenhaus.
Dafür muss ich mich entscheiden.
Dafür will ich mich entscheiden können.
Ich will daran denken und mich rechtzeitig auf den Weg machen.
Raus aus dem Schneckenhaus, für ein paar Stunden.
Dann darf ich wieder rein.

Mein Körper ist eine Feder

Mein Körper ist eine Feder
Er schwingt sich auf
Und lässt sich treiben.

Nichts lastet auf seinen Schultern,
nichts muss er tun.

Nichts muss er tun
Aber alles darf er wollen.
Er darf sich wiegen im Frühlingswind
Und ganz hoch hinaufsteigen in den Himmel.

Dort oben schaukelt er dahin.
Und schaukelt und schaukelt.

Lange schaukelt er so dahin
Und besieht sich die Welt aus der Ferne.
Es ist nett, was er da sieht.

Er schaukelt sich ein bisschen runter,
um alles etwas genauer betrachten zu können.
Er denkt lange darüber nach, ob er landen möchte.

Vielleicht kurz auf dem Rücken eines Elefanten reiten?

Wie gut, dass der Wind kommt
Und ihn wieder mitnimmt in sichere Höhen.

Durcheinander

Hollabrunn mit Horn vertauscht.
Unterschrift vergessen.
Gasse vergessen.
E-Card vergessen.
Schmutzige Weste angelassen.
Geld vergessen.

Eigentlich wollte ich nur vier Briefe verschicken.
Doch zuerst aufräumen?

6 Das Ende der Nabelschau

„Wir können uns erholen, wenn wir mit uns im Reinen sind;
aber nicht,
wenn wir ständig in Sesamöl baden."

Christoph Schlingensief († 21.8.2010), Radio Ö1, Kulturjournal, 21.3.2009

Dieses Zitat von Christoph Schlingensief hat mich sehr berührt. Es stammt aus einem Radiointerview, ich habe es damals aufgeschrieben. Der Rest des Interviews ist mir nur mehr undeutlich in Erinnerung, aber es ging darum, auch mit einer Krankheit mal aus seiner Komfortzone rauszukommen und sich selbst bei der Hand zu nehmen. Es hat mich aufgerüttelt, mir klargemacht, dass ich langsam mal meinen Blick heben könnte. Das „Sesamölbad" kann nur der Anfang sein, es ist wichtig, aber es ist nicht alles. Ich bin in all den Jahren immer wieder zurück, nach so einer Geschichte muss das wohl so sein. Aber immer wieder ist mir dieser Satz eingefallen und hat mich angeschubst.

Er war ein Wendepunkt und ist es immer noch.

7 Verarbeitungswege

Lieber Florian,

ich erinnere mich ... Es ist September 2006 und wir sitzen abends gemeinsam auf dem Badewannenrand. Mein Bauch ist freigelegt und du bist damit beschäftigt, mir eine neue Platte für mein Colostoma (künstlicher Darmausgang) anzukleben. Die Feinmotorik meiner Finger funktioniert manchmal noch nicht so recht. Säckchen wechseln klappt auch alleine, aber die Platten sind schwierig. Du hilfst mir dabei. Du hilfst mir dauernd, ohne Unterstützung komme ich nicht sehr weit. Mittlerweile hast du Übung bei den Platten und machst das ganz selbstverständlich. Ich sehe dir zu und bin gerührt. Viele Männer würden das nicht schaffen. Du kennst mich gut, siehst die Tränen in meinen Augen und sagst ganz einfach: „Wenn ich das hätte, wäre ich auch froh, wenn dir nicht vor mir graust." Zwei Stunden später sind die Kinder im Bett und wir finden uns in Zweisamkeit. Du liebst meinen geschundenen und entstellten Körper mit großer Behutsamkeit und aller Zeit der Welt.

Heute liegt all das viele Jahre zurück. Manchmal jammere ich über meine zahlreichen Narben und du sagst dann: „Ich seh das gar nicht ..." Du siehst einfach mich und das tut mir unendlich gut. Die Normalität, mit der du meinem Körper begegnest, hilft mir und macht es mir leichter, damit zu leben.

Wichtig

Es ist März 2007. Vor drei Wochen habe ich meine neue Bauchdecke bekommen. Ein plastisch-chirurgisches Meisterwerk, 13 Stunden hat die Operation gedauert. Das große Loch am Bauch, auf dem ich ein knappes Jahr nur eine dünne Schicht Spalthaut hatte, ist zu. Ich kann es nicht fassen. Ein lustiges Detail am Rande: Zwei Muttermale, die ich früher am Rücken hatte, sind jetzt am Bauch. Ein großer Muskel wurde mitsamt Haut verpflanzt.

Drei Wochen sind vergangen, alles verheilt gut und wieder sitzt mein Chirurg bei mir und meint, es sei Zeit, nach Hause zu gehen. Und dann sagt er etwas, das mich die folgenden Jahre begleitet: „Sie müssen Ihren Bauch jeden Tag eincremen. Aber nehmen Sie nichts aus der Apotheke, nichts, das einen Beipackzettel hat. Nein, Sie müssen etwas nehmen, das ganz fein duftet, ganz cremig ist und Ihrer Haut schmeichelt. Jeden Tag."

Das habe ich getan und tue es heute – 11 Jahre später – immer noch. An jedem Morgen habe ich beim Eincremen „Ja" zu meinem Bauch gesagt. „Ja" zu all den Verwerfungen, den Dellen und Narben. Über die Zeit habe ich meinen Bauch wieder zu mir genommen, habe ihn angenommen in seinem neuen und veränderten Zustand. Ohne Nabel ...

Horchen

Irgendwann 2007. Ich gehe durch die Gabrielerstraße. Diesmal wach und beweglich, nicht wie damals in dem wiederkehrenden Albtraum von den nächtlichen Bleischuhen. Ich gehe also hier entlang und komme zum Krankenhaus, gehe hinein, zweimal um die Kurve zum Lift, fahre in den ersten Stock. Dort steige ich aus und wende mich nach rechts. Da ist eine große Milchglastüre, darüber steht in großen Lettern „Intensivstation". Ich bleibe stehen.

An der Wand hängen Fotos von den Mitarbeiterinnen und Mitarbeitern der Station. Lange sehe ich sie mir genau an, an viele kann ich mich noch gut erinnern. Ich möchte gerne hineingehen, bin sehr aufgeregt und kann mich nicht recht entschließen. Dann trau ich mich und läute an.

Ich muss warten, das ist hier so üblich, da drin lässt niemand alles fallen, bloß weil es an der Türe läutet. Ich weiß das, bin geduldig, aber sehr aufgeregt. Dann geht die Tür auf, eine Pflegerin schaut heraus. Ich kenne sie, aber sie mich nicht. Sie hat mich nie bekleidet gesehen, nie aufrecht stehend ... Ich sage ihr meinen Namen, sie macht große Augen und sieht mich von oben bis unten an.

Dann nimmt sie mich beim Arm und mit hinein in meine Vergangenheit. Sie führt mich zum Dienstzimmer, da sind ein paar Kolleginnen und Kollegen, manche kennen mich, die anderen nicht. Sie platzieren mich in der Mitte des Sofas und betrachten mich ausgiebig. Dann soll ich erzählen, und das tu ich sehr gerne und ausführlich.

Schließlich habe ich eine Bitte: Ich würde gerne in einer Ecke sitzen und eine Zeit lang nur horchen. So viele Wochen waren all diese Geräusche meine ganze Welt, ich habe das dringende Bedürfnis, diesen Erinnerungen nachzuspüren. Ich bekomme einen Drehsessel beim Stützpunkt, damit rolle ich bis ganz nach hinten zum Fenster und schließe die Augen.

Sehen 1

Irgendwann 2008. Wieder bin ich unterwegs zum Krankenhaus, heute mit einem neuen Ziel. Ich habe etwas vor. Schon unten beim Hineingehen ins Spital bin ich aufgeregt wie beim letzten Mal. Meine Hände zittern, der Atem ist aufgeregt und diesmal gehe ich die Treppe in den ersten Stock zu Fuß. Ganz langsam, Stufe für Stufe. Ich bin immer noch sehr rasch erschöpft, Treppensteigen ist eine Herausforderung. Erster Stock. Nach rechts zur Milchglastüre. Wieder bleibe ich vor den Bildern stehen und schaue erst mal. Dann anläuten. Warten.

Die Türe öffnet sich und ich werde gefragt, was ich möchte. Mittlerweile ist mein Aufenthalt hier zwei Jahre her. Ich nenne meinen Namen und meinen Wunsch: Ich möchte gerne meine Fotos anschauen. Es gibt zahlreiche Fotos von mir, bei den Verbandwechseln, bei jeder Operation. Ich möchte mir anschauen, wie ich ausgesehen habe. Ich brauche das. Ich will das.

Die Pflegerin geht mit mir hinein. Sie bespricht sich kurz mit dem Stationspfleger und nimmt mich dann mit zum Computer am Stützpunkt. „Na dann schauen wir mal", sagt sie. Ich sitze neben ihr. Sie sucht in verschiedenen Ordnern und hat mich bald gefunden. Es sind mehrere Ordner mit sehr vielen Bildern. Sie klickt den ersten an. Erstes Bild. Die Unterseite meines linken Unterarmes in Großaufnahme. Eine Pflegerin hält ihn für das Foto in die Höhe. Sprachlos schaue ich auf das Bild, die Pflegerin lässt mir Zeit. Mein Arm ist dunkelrot bis violett verfärbt, an manchen Stellen platzt die Haut ab. Die Finger sind käseweiß. Unscharf im Hintergrund sehe ich mich selbst, mein Gesicht, wie es aufgequollen in den Kissen liegt, Schläuche überall, die Augen geschlossen. Die Pflegerin sieht mich an, ich nicke und sie öffnet das nächste Bild. Sie ist sehr vorsichtig und möchte mich nicht überfordern. Nach etwa 20 Bildern meint sie, es sei genug für heute. Ich dürfe gerne wiederkommen.

Sehen 2

Immer noch 2008. Mein erster Blick in meine Bilder ist ein paar Wochen her, etwas in mir will wieder hingehen und weiter schauen. Der altbekannte Weg durch die Gabrielerstraße, hinein in das Krankenhaus, um die Ecke, die Treppe hinauf in den ersten Stock. Ich läute an. Diesmal öffnet mir ein Pfleger. Ich sage, wer ich bin und dass ich gerne wieder meine Bilder ansehen möchte. „Kein Problem", sagt er und nimmt mich mit hinein. Am Stützpunkt geht er an den Computer, sucht meinen Ordner, rückt mir einen Stuhl zurecht und sagt: „Bitte sehr. Wenn Sie was brauchen, sagen Sie Bescheid." Sprach's und ging.

Na bumm. Damit habe ich nicht gerechnet. Ich darf alleine in meine Bilder schauen. Es sind mehrere Ordner, ich klicke den ersten an. Da ist das Bild von meinem linken Unterarm, ich kenne es schon. Lange betrachte ich dieses erste Bild und klicke mich dann behutsam durch den Irrsinn, der so weit hinter mir liegt. Ordner für Ordner sehe ich mir an. Es ist später Nachmittag, ich habe Glück und niemand braucht den Computer. Ich kann mir viel Zeit lassen. Irgendwann mache ich Schluss. Ich möchte nicht aufhören, aber die Vernunft hat entschieden, dass es Zeit ist, in die Realität zurückzugehen.

Ich komme wieder.

Sehen 3

Jahre sind vergangen. Lange bin ich nicht mehr hingegangen, aber jetzt habe ich einen neuen Wunsch. Ich will meine Bilder haben und sie zu Hause auf meinem eigenen Computer abspeichern. Ich will sie bei mir haben und sie ansehen können, wann immer mir danach ist. Ich brauche sie, um ein Buch zu schreiben. Diesmal rufe ich vorher an. Ich spreche mit dem Stationspfleger und wieder ist meine Bitte kein Problem. Natürlich könne ich meine Bilder bekommen, das sei mein gutes Recht als Patientin. Ich solle einfach mit einem Stick vorbeikommen.

Das tue ich, der Pfleger ist freundlich und entgegenkommend, nimmt meinen Stick und kurze Zeit später habe ich meine Bilder bei mir. Ich halte den Stick fest in meiner Hand, als ich die Treppe wieder hinuntergehe. Ich zittere am ganzen Körper und bin sehr aufgeregt. Es ist Jahre her, dass ich sie auf der Station angesehen habe, ich kann mich kaum erinnern. Aber ich muss warten. Ich habe noch viele Termine heute, erst am Abend (und dann erst, wenn die Kinder im Bett sind) ist Zeit und Ruhe dafür.

Stunden später. Ich sitze auf meinem Sofa und öffne den ersten Ordner. Da ist der Unterarm. In meinem eigenen Wohnzimmer tauche ich in aller Stille erneut in meine Geschichte ein. Es ist doch ein großer Unterschied, wo ich mir die Fotos ansehe. Die Tränen kommen ohne Vorwarnung, still rinnen sie über meine Wangen. Ich bin alleine. Muss alleine sein in diesem Moment. Muss mit mir selbst diesen Weg gehen.

Sehen 4

Ein Sommer. Ich bin auf einer kleinen kroatischen Insel, eine Woche Feldenkrais mit einer kleinen Gruppe, es tut mir sehr gut. Veronika ist dabei. Sie ist eine sehr, sehr liebe Freundin. Ich kenne sie erst seit wenigen Jahren und erzähle ihr hier zum ersten Mal ganz in Ruhe und aller Ausführlichkeit von meiner Krankheit. Diese Insel ist ein so heilsamer Ort, hier gibt es Raum und Zeit für vieles. Veronika ist Krankenschwester, sie versteht meine Geschichte auch von der medizinischen und pflegerischen Seite, das tut mir gut, ich kann Sachen erzählen, vor denen ich andere manchmal schütze. Dann frage ich sie, ob sie meine Bilder sehen möchte. Ich habe sie im Laptop und der ist mit dabei. „Ja, wenn ich darf", sagt sie, „sehr gerne."

Und so sitzen wir Seite an Seite in diesem kroatischen Häuschen bei geöffneten Fenstern und Meer und Wind duften herein. Erschüttert sieht sie meine Bilder an, das ist für mich eine neue Erfahrung. Ich habe die Bilder oft angesehen, mich daran gewöhnt. Veronikas Reaktion zeigt mir wieder die Dimension auf, die meine Erkrankung hatte. Wir sitzen still beisammen. Danke.

Sehen 5

Der nächste Schritt. Ich zeige die Bilder meiner Psychotherapeutin.

Hingehen

November 2015. Ein Samstag. Vormittags bin ich bei der Herbstenquete des Hospizvereines, Barbara Pachl-Eberhart (die Autorin des Buches „vier minus drei") spricht. Es ist ein wunderschöner Herbsttag.

Ich gehe nach Hause. Durch die Gasse mit dem Krankenhaus. Warum gehe ich hier entlang? Weil die Gasse beim Hinterausgang des Veranstaltungssaales beginnt? Vielleicht. Ein unsichtbarer Faden führt mich. Die Sonne scheint, es ist warm, ich gehe ganz langsam, bin noch erfüllt von Barbaras Erzählungen vom Vormittag. Schritt für Schritt. Plötzlich sehe ich das Krankenhaus. Ich gehe auf die andere Straßenseite und betrachte es. Fotografiere es.

Die Entscheidung hineinzugehen, trifft ein Areal meines Hirns, auf das ich keinen Zugriff habe. Es ist ein wunderschöner Tag, in mir ist alles still und friedlich. Ich gehe hinein. Den Gang entlang, rechts um die Kurve, links um die Kurve, links die Treppe hinauf, rechts in den Vorraum der Intensivstation. Ich läute an. Ohne zu zögern, ohne nachzudenken, der unsichtbare Faden leitet mich, ohne dass ich es bemerke. Ich ziehe meine Jacke aus, setze mich hin, weiß, dass das jetzt dauern kann. Hinter der Milchglastüre Bewegungen. Niemand öffnet. Ich sitze, warte, rieche, horche, schaue und bin ganz ruhig. Die Putzfrau öffnet die Türe und fragt mich, ob ich eine Besucherin bin. Nein, bin ich nicht, ich bin eine ehemalige Patientin. Sie sagt, die Pflegerin könne gerade nicht, sie werde aber gleich da sein. Und ich sage, ich habe Zeit, ich kann warten.

Pflegerin K. kommt, sie erkennt mich sofort. Ich frage sie, ob ich reinkommen darf, sitzen und lauschen. „Ja sicher", sagt sie.

Hinlegen

Und so gehe ich hinein, hinter ihr. Auf der Station ist es friedlich, nur wenige Betten sind belegt. Die Sonne scheint durch die großen Fenster herein und taucht alles in ein zauberhaftes Licht. Ich betrete eine andere Welt. Dann frage ich nach meinem Zimmer. „Ja", sagt sie, „es ist frei. Wir können hineingehen."

Zaghaft betrete ich den Raum, sie hat gerade Zeit und ist bei mir. Ich schaue mich um und bin ganz verwundert, wie klein es hier ist, wie winzig der Raum, der so viele Wochen meine ganze Welt war. Da steht mein Bett. Ich gehe hin und berühre es mit meinen Händen, streiche über das Leintuch, mit dem es abgedeckt ist. Ich darf mich hineinlegen.

Da liege ich. Auf dem Rücken. Sehe meine Wand an. Die Decke. Den Fernseher. Das Fenster zum Stützpunkt. Der Karton ist weg, die Scheibe wurde repariert. Und so liege ich. Und liege. Die Pflegerin ist hinausgegangen, ich kann in aller Ruhe meinen Gedanken und Erinnerungen nachhängen.

Ich stelle mein rechtes Bein auf, schiebe es langsam zu mir her. Dann strecke ich es aus. Ich stelle das linke Bein auf und strecke es. Noch mal stelle ich das rechte Bein auf und rolle mich langsam auf die linke Seite. In meiner Erinnerung höre ich die Aufmunterungen der Pflegerinnen und spüre ihre unterstützenden Hände. So liege ich auf der Seite und denke darüber nach, wie das damals mit dem Leintuch war. Ich habe nie verstanden, wie das funktionieren konnte, das Leintuch mit mir im Bett zu wechseln. Ich rolle mich zurück auf den Rücken, bleibe kurz liegen und rolle mich dann zur anderen Seite. Und spüre plötzlich, dass ein Raum in meinem Rücken bleibt. Ich habe nie verstanden, dass ich mich nicht am selben Fleck bewegt habe, sondern durch das Drehen von einer Bettseite zur anderen gerollt bin. Ich rolle hin und her und lächle in mich hinein.

Ich liege wieder auf dem Rücken. Stelle das rechte Bein auf und rolle mich nach links. Ich nehme meine Arme zu Hilfe, drücke mich nach oben, schwinge die Beine aus dem Bett und sitze querbett. Die Beine baumeln in der Luft, ich stütze die Hände links und rechts neben mich auf das Bett und schaue aus dem Fenster. In der Ferne sehe ich den Baum. Er ist voll mit buntem Laub, die Sonne scheint. Was für ein Unterschied zu dem grauen Winterausblick, den ich hier so lange hatte. Ich lasse meinen Kopf sinken und erinnere mich an die Pflegerin E., die beim Querbettsitzen mit mir geredet hat. Über die Katastrophe, mit dem künstlichen Darmausgang nach Hause gehen zu müssen. Ich streiche über meinen Bauch und bin froh, dass alles wieder ist, wie es sein soll. Der Darm ist längst rückoperiert und sie hatte recht. Ich bin gut damit zurechtgekommen. Ich hebe den Kopf und kann ihn ganz alleine halten. Er will nicht ständig auf die Brust sinken, so wie damals.

Ich stehe auf, bleibe neben dem Bett stehen und schaue aus dem Fenster. Ich gehe zum Fenster, schaue hinaus, dann drehe ich mich um. Diese Perspektive hatte ich nie. Der Blick vom Fenster zu meinem Bett und weiter zur Türe. Ich gehe zum Bett und darum herum. Setze mich wieder hin, diesmal mit Blick zur Türe. Rechts daneben ist das Waschbecken. Wow. Das habe ich nie gesehen! Immer nur gehört, wenn all die Menschen mir Wasser in einen Becher gefüllt haben. Ich stehe auf und gehe die zwei Schritte zum Waschbecken. Drehe das Wasser auf. Tränen rinnen mir über die Wangen. Plötzlich bricht so viel aus mir heraus. Da stehe ich, das Wasser läuft, die Tränen laufen und ich kann nicht fassen, dass ich alles überstanden habe. Ich stehe auf meinen zwei Beinen, kann durch den Raum gehen, kann mir selbst etwas zu trinken holen. Ich drehe das Wasser ab und setze mich wieder aufs Bett. Die Pflegerin kommt herein.

Reden

Sie lehnt sich an die Wand und sieht mich freundlich an. „Danke, dass ich hier sein darf", sage ich zu ihr. Sie beginnt zu erzählen. Von der Nacht meiner Aufnahme auf der Intensivstation. Dass man meine Schmerzensschreie schon über den Gang hörte und es eine Stunde dauerte, mich so weit zu stabilisieren, dass ich in den OP gebracht werden konnte. Dass ich erst nach Stunden zurückkam und nicht wiederzuerkennen war. Septischer Schock, Multiorganversagen, Totalkatastrophe.

Sie erzählt von meinen verschlafenen Wochen, wie kritisch es immer wieder war, wie wunderbar sich meine Familie und meine vielen Freundinnen und Freunde kümmerten. Und wie aufwendig alles war. Ich höre ihr aufmerksam zu. Es ist mir wichtig zu hören, was mein Körper damals erlebt hat, woran mein Kopf sich aber nicht erinnern kann.

Wir reden auch über die Zeit nach meinem Erwachen. Vergleichen unsere Erinnerungen. Ich erzähle ihr von meiner Einsamkeit, dieser grenzenlosen schmerzerfüllten Einsamkeit. Immer! war ich alleine. Sie lächelt und erzählt von ganzen Vormittagen, die sie in meinem Zimmer verbracht hat. Ich sei enorm pflegeaufwendig gewesen. Volle Vormittage mit Pflege, Verbandwechsel, Bett machen, Visite, Füttern, wieder Bett machen, Stomaplattenwechsel weil Problem, noch mal Bett machen, lagern, atmen, reden, Alarme quittieren ... Sie sagt: „Nach vier Stunden gehe ich endlich einmal raus aus dem Zimmer und nach zwei Schritten alarmiert die Beatmung. Ich denke mir – nein, ich geh jetzt nicht wieder rein! Das war ein Wahnsinn." Wir reden über meine Angst vor dem Alleinesein. Und warum ich mich an vieles ganz anders erinnere.

Nach einer halben Stunde muss sie zurück zu ihrer Patientin. Ich bleibe noch kurz alleine, sehe mich ein letztes Mal um. Ich weiß, dass es das letzte Mal ist, das Krankenhaus wird gerade neu gebaut und dieser Trakt wird abgerissen. Mein Hier-sein-Können heute war ein großes Geschenk für mich. Die Station so ruhig am Samstagnachmittag, die Sonne, die Pflegerin K., die sich noch so gut an mich erinnert. Die Zeit, die ich mir nehmen kann, um zu schauen und zu spüren. Ich nehme meine Tasche und stelle sie zur Türe, meine Jacke lege ich darüber. Ich gehe zum Fenster, drehe mich um und mache ein Foto. Ein Foto von dem leeren Bett, meiner Tasche und meiner Jacke bei der Türe.

Fertig. Ich kann gehen.

8 Geschichten erzählen, Wahrnehmungsebenen entdecken

Vor ein paar Jahren bekam ich einen Anruf von einem Pfleger, der Basale Stimulation* unterrichtet. Er fragte mich, ob ich bereit sei, bei einem Regionaltreffen von meinen Erfahrungen als Patientin auf der Intensivstation zu berichten. Ich war auf seinen Anruf vorbereitet gewesen, denn er hatte über sieben Ecken von mir gehört und ließ mich über eben diese sieben Ecken fragen, ob er mich anrufen könne.

Bis dahin hatte ich ab und zu im privaten oder halböffentlichen Raum von meinen Erfahrungen erzählt und so sagte ich gerne zu. Es war eine kleine Gruppe von etwa zehn Personen und aus den vereinbarten zwei Stunden wurden drei. Die Rückmeldungen waren überwältigend für mich. Große Dankbarkeit war zu spüren und der Wunsch nach mehr wurde an mich herangetragen. Ob ich daran gedacht hätte, all meine Geschichten einmal aufzuschreiben, es wäre so gut, sie als Buch zu haben, um es im Unterricht verwenden zu können. Ob ich wohl bereit sei, in den Unterricht in der Pflegeausbildung zu kommen.

Nach der dritten Anfrage, die sich aus diesem einen Tag ergeben hatte, dachte ich mir, es gibt eine Nachfrage, also mache ich ein Angebot. Seither biete ich Vorträge zum Thema „Aufmerksamkeit und Kommunikation in der Pflege" an. Meine Ausbildung als diplomierte Sozialarbeiterin gibt mir neben meinen persönlichen Erfahrungen das nötige Fachwissen.

Ich war bei unterschiedlichsten Gruppen in verschiedenen Pflegeausbildungen. Es ist eine sehr spannende Tätigkeit, ich entdecke in den Gesprächen mit den Gruppen selbst immer neue Facetten meiner eigenen Geschichte.

Ich habe Ihnen in diesem Buch beim Thema Körperpflege von den Mundpflegestäbchen erzählt. Von den rosafarbenen, die ich so mochte, die aber aus irgendeinem Grund nicht jeden Tag zu mir kamen. Ein Teilnehmer einer Gruppe sagte zu dieser Geschichte, daran erkenne er, dass man mit – für die Pflege – ganz kleinen Dingen die Patientinnen und Patienten entweder sehr glücklich oder sehr unglücklich machen könne. Welche Auswirkungen kleinste Dinge haben können.

Zwei Eisberge

Um zu verdeutlichen, auf welchen Ebenen die Kommunikation zwischen Patient/-in und Pflegeperson verläuft, habe ich das „Eisbergmodell" (bekannt vor allem aus Psychologie und Wirtschaft) zum „Modell der Wahrnehmungsebenen" weiterentwickelt und zwei Eisberge einander gegenübergestellt. In seiner ursprünglichen Bedeutung steht dieses Modell, das auf Freuds Theorien zur menschlichen Psyche aufsetzt, für die Ebenen des Bewusstseins, für das Bewusste und das Unbewusste. Ich verwende es für die Ebenen der Wahrnehmung (siehe Grafik auf der nächsten Seite).

Oberhalb der Wasseroberfläche sehen wir alles, was wir äußerlich voneinander wahrnehmen. Auf dieser Ebene findet der Alltag statt. Unterhalb sehen wir die Dinge, die im Inneren der Personen stattfinden (oder außerhalb des Kontaktes zwischen ihnen), und was wir auf den ersten Blick nicht wahrnehmen.

Oben fährt das Boot zwischen den Bergen hin und her. Das ist der Alltag in der Pflege. Alles, was sich unterhalb der Wasseroberfläche ereignet, hat direkte Auswirkungen auf das, was sich oberhalb zeigt.

In manchen Ausbildungsgruppen werden die Patientinnen und Patienten als lästig oder mühsam beschrieben. Das mag sein, ich selbst war bestimmt auch nicht immer eine einfache Patientin.

Aber: Wer auf der Intensivstation liegt, kämpft um die nackte Existenz. Es geht um Leben und Tod. Jeder Mensch reagiert in einer solchen Ausnahmesituation anders, doch allen gemeinsam ist, dass keiner so reagiert wie im Alltag, im normalen Leben. Man hat sich selbst nicht mehr in der Hand.

Die größte denkbare Ausnahmesituation im Leben eines Menschen ist für das Gegenüber der Alltag. Ich lebe im Augenblick, die Pflege in ihrer To-do-Liste.

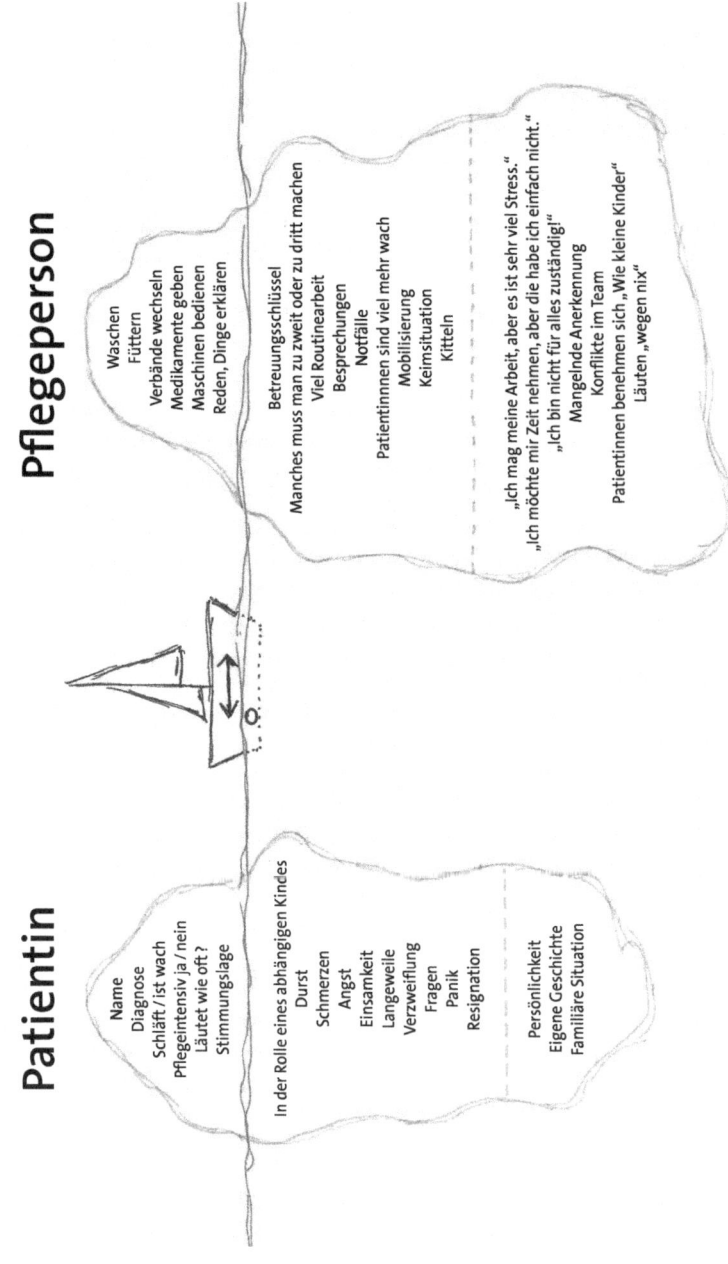

Abbildung: Modell der Wahrnehmungsebenen zwischen PatientIn und Pflegeperson (frei nach Freud, Watzlawick u. a.)

Das Boot in der Grafik hat unter der Wasseroberfläche eine kleine Luke. Es ist wichtig, da manchmal hinunterzusteigen und zu schauen, was sich unter Wasser tut. Dann wird das Oben verständlicher.

Oft ist im Alltag dafür keine Zeit. Dann ist es wichtig zu wissen, dass es diese Welt unter Wasser gibt, dass die Patientinnen und Patienten nicht bloß „weinerlich" oder „lästig" sind.

Mir als Patientin hilft der Blick unter die Wasseroberfläche auch. Wenn die Pflegerin an einem Tag nicht nur mich, sondern auch noch eine zweite Patientin zu betreuen hat (zur Zeit meiner Erkrankung war eins zu eins die Regel), dann hilft es mir, wenn sie mir das sagt. Dann weiß ich, warum ich an diesem Tag länger auf alles warten muss. Und es hilft mir, wenn sie das freundlich tut und nicht genervt, weil sie ständig meine flehenden Augen sieht und aber eh nicht weiß, was zuerst, weil so viel zu tun ist und dafür so wenig Zeit.

Füttern und Waschen

In mehreren Gruppen habe ich gehört, dass Füttern und Waschen zu den unbeliebtesten Tätigkeiten in der Pflege gehören. Für mich war das interessant, aber auch erschütternd, weil gerade diese beiden Dinge mir so viel bedeuteten. Das sind Zeiten, in denen sich die zuständige Pflegeperson mir ganz zuwendet. Im Idealfall. Wir erinnern uns an die Suppenfütterung mit Skirennen ...

Füttern und Waschen können sehr qualitätsvoll gestaltet werden. Hier hat die Pflege ein ganz eigenes Wirkungsfeld, das große Bedeutung für den Heilungsverlauf hat. Gerade im Intensivbereich, wo ich mich selbst und meinen Körper erst wiederfinden muss, passiert über diese Tätigkeiten Identitätsarbeit. Waschen ist nicht einfach nur Reinigung. Es ist Berührung, das Spüren von Körpergrenzen, sensorische Wahrnehmung von Wasser und vieles mehr. Füttern ist nicht einfach nur Essen geben. Es ist Aufmerksamkeit schenken, vielleicht ein Gespräch führen, Hilfe aus dem Gefühl der Einsamkeit, nähren.

Wenn nicht nur mein Körper, sondern auch meine Seele genährt und gepflegt wird, bin ich viel ruhiger und zufriedener. Wenn ich emotional hungrig bleibe, wird das meinen Heilungsprozess nicht fördern. Ich werde unruhiger sein, mehr Schmerzmittel brauchen und die Pflege wird mehr mit mir zu tun haben, um mich zu beruhigen.

Wohlwollende Pflege ist nicht nur für die Patientinnen und Patienten gut, sondern auch für die Pflegepersonen.

Zuwendung und Abgrenzung

Ein hoher Anspruch – auch die Seele soll genährt und gepflegt werden.

Ich war insgesamt vier Monate auf der Intensivstation. Drei auf der ersten und einen auf der zweiten. In einer so langen Zeit baut man als Patientin unweigerlich eine Beziehung zu den Menschen auf, die einen tagtäglich versorgen. Ich habe nicht nur Pflege gebraucht, sondern auch Zuwendung.

Aus der Sozialarbeit weiß ich, wie wichtig Abgrenzung in einem helfenden Beruf ist. Man muss eine professionelle Distanz wahren, um handlungsfähig zu bleiben. Aber vielleicht ist es möglich, so etwas wie eine professionelle Nähe zu entwickeln. Die Pflegerin, die mit mir das Waschfest veranstaltet hat, ist sehr professionell bei sich geblieben. Aber es war auch zu spüren, wie sehr sie sich gefreut hat, mir eine so große Freude machen zu können.

Pflege unterscheidet sich von Sozialarbeit substanziell durch die körperliche Nähe. Waschen und Füttern sind intime Dinge. Ich sage in meinen Vorträgen immer: „Wer sich für einen Pflegeberuf entscheidet, entscheidet sich für Kontakt mit Menschen." Das ist wichtig. Das muss man aushalten können. Und das muss man im Idealfall sogar gerne machen.

Vielleicht lässt sich die Pflege zum Teil mit der Elternrolle vergleichen – immer da und für alles zuständig. Das ist nicht leicht.

Gute Pflege muss persönlich sein. Professionell und persönlich. Das muss doch unter einen Hut zu kriegen sein.

Was sicher über die Möglichkeiten der Pflege hinausgeht, sind Gespräche, in denen ich mich und mein Kranksein reflektieren kann. Dazu gehören die großen existenziellen Fragen nach dem Woher und Warum und dem Wie-soll-das-alles-weitergehen? Und wieso gerade ich? Dazu braucht es weitere Ressourcen.

Eine psychologische Betreuung hätte mir viel früher auch sehr gut getan. Schon in der Zeit, als ich noch gar nicht sprechen konnte. Jemand, der bei mir sitzt, mich ansieht und meinem Zustand völlige Aufmerksamkeit schenkt. Ohne unmittelbaren Zeitdruck und ohne dass ich etwas leisten muss. Jemand, der mir von draußen erzählt, aber vor allem auch davon, was mit mir los ist.

Ich hatte viel Besuch, von meiner Familie und Freundinnen und Freunden. Das hat mir sehr gut getan und mich sicher auch durch diese schwierige Zeit getragen. Aber meine Familie kann meine emotionale Not nur zum Teil auffangen. Das muss auch auf professioneller Ebene passieren.

Dankbarkeit

Ich habe viel bekommen in den langen Monaten im Krankenhaus. Die meiste Zuwendung wohl in der Zeit, als ich es nicht bemerkte.

Liebe Pflegerinnen und Pfleger, liebe Ärztinnen und Ärzte!

Sie alle haben dazu beigetragen, dass ich überleben konnte. So oft kann ich gar nicht Danke sagen, wie ich möchte.

DANKE!

Dieses Buch habe ich vor allem auch für Sie geschrieben.

9 Nachwort
STEFANIE MOSER

In ihrem Buch nimmt Brigitte Guschlbauer uns mit auf ihre Reise. Eine Reise in den Nebel des Komas, durch ihn hindurch und auch wieder aus ihm heraus zurück ins Leben.

Wer sich einmal im Nebel verirrt hat, kann vielleicht ein klein wenig nachvollziehen, wie es Brigitte Guschlbauer erging. Im Nebel gibt es weder Schatten noch direktes Sonnenlicht. Das Licht ist diffus, Kontraste verschwinden und die Landschaft wirkt geheimnisvoll. Im Nebel wird oft sogar die vertraute Heimat zur Fremde. So kann es sein, dass wir stundenlang umherirren, ohne zu wissen, wo wir sind und wie wir an unser Ziel kommen sollen.

Wenn sich jedoch der Nebel für einen, sei es auch noch so kurzen, Moment lichtet, können wir vielleicht einen uns bekannten Berg, einen vertrauten Baum oder gar einen Fels erkennen. Durch diesen Augenblick können wir uns wieder orientieren, erkennen, wo wir sind und welchen Weg wir gehen müssen. Die Sicherheit und Vertrautheit kehren zurück und mit ihnen die Gewissheit, dass wir gerettet sind.

Ein kurzer Moment ist entscheidend für diese Rettung. Doch wie wird im Nebel des Komas und der Wahrnehmungsbeeinträchtigung ein solcher lichter Augenblick möglich, in dem wir uns (in uns und in unserer Umwelt) orientieren können und in dem wir uns unseres Daseins bewusst werden?

In ihrem Buch beschreibt Brigitte Guschlbauer immer wieder eindrücklich Momente, die wohl entscheidend für ihren Weg aus dem Nebel und zurück ins Leben waren. Von einem solchen Augenblick erzählt sie im Kapitel 2 „Zwischen den Welten":

„Meine Augen sind zu und ich fahre mit meiner Zunge an den Zähnen entlang. Wie ein kleines Baby erkunde ich mich mit dem Mund, den Lippen und der Zunge. Sie bleibt an einer Zahnlücke rechts oben hängen. Meine Gedanken auch. Irgendetwas setzt sich in meinem Hirn in Bewegung und rastet ein. Diese Zahn-

lücke kenne ich. Ich. Das Wort ‚Ich' ist wieder da. Ich erinnere mich. Das Wort ‚Erinnern' ist wieder da. "

Dieses Sich-selbst-Berühren ist der Augenblick, durch den Brigitte Guschlbauer ihre Ich-Identität wiederfindet. Diese Ich-Identität entwickelt sich zum einen darüber, wie man sein eigenes Leben spürt. Zum anderen wird die Ich-Identität durch den Austausch mit der Umwelt und anderen Menschen beeinflusst.

In der Basalen Stimulation˙ wird von der „Autonomie des Augenblicks" gesprochen. Durch gezielte Wahrnehmungsangebote schaffen speziell ausgebildete Pflegende und Pädagogen Situationen, in denen Menschen in ihrer Entwicklung gefördert werden. Oftmals ist ein kurzer Augenblick der Autonomie entscheidend für eine Entwicklung. Dabei versuchen die Pflegenden und Pädagogen die Balance zwischen Fürsorge und Selbstbestimmung zu halten.

Brigitte Guschlbauer beschreibt in ihrem Buch immer wieder Situationen, in denen es Pflegenden gelingt, solche Augenblicke der Autonomie zu schaffen. Eine dieser Situationen ist das „Waschfest".

Waschen ist für Pflegende eine Routinepflegemaßnahme, die verschiedene Ziele verfolgt: den Körper zu pflegen, Veränderungen zu beobachten und das Wohlbefinden zu fördern. In der Basalen Stimulation˙ werden während der Körperpflege Angebote gemacht, durch die der Mensch sich und die Außenwelt wahrnehmen kann. Dies geschieht unter anderem durch die Berührung und deren Qualität, aber auch durch die Auswahl der Wassertemperatur und des Waschzusatzes.

Durch den Begriff „Waschfest" macht die Pflegende das Waschen an diesem einen Tag zu etwas ganz Besonderem, und zwar sowohl für die Patientin als auch für die Pflegende selbst. Denn ein „Fest" ist ein feierliches Ritual, das, wenn man es religiös betrachtet, etwas Göttliches beinhaltet. Ein Fest wirkt zudem gemeinschaftsstiftend, festigt den Zusammenhalt und fördert Beziehungen.

Die Ankündigung des Waschfestes hat bei Brigitte Guschlbauer die Neugierde geweckt und ihre Aufmerksamkeit erhöht. Durch das Angebot der Pflegenden konnte sie sich bewusster wahrnehmen und spüren. Auch die Pflegende war neugierig und beobachtete mit erhöhter Aufmerksamkeit, wie die Patientin auf das „Waschfest" reagieren würde.

Zudem gelang es der Pflegenden, an die Biografie ihrer Patientin anzuknüpfen: Brigitte Guschlbauer schreibt in Kapitel 3.2 „Berührungen": *„Ich liebe Wasser, immer, in jeder Form."* Durch das biografische Arbeiten schuf die Pflegende ein vertrauensvolles Verhältnis und trat in Beziehung mit Brigitte Guschlbauer. Die Pflegebeziehung ist die Grundlage für einen Prozess, in dem einem Menschen Entwicklung ermöglicht wird.

Nachdem die Pflegende die Voraussetzung für das Waschfest geschaffen hatte, machte sie verschiedene somatische Angebote, damit sich ihre Patientin über die Haut wahrnehmen konnte: Zunächst schöpfte sie Wasser und ließ es über den Körper der Patientin laufen und dann strich sie mit einem Waschlappen sanft über deren Haut.

Durch Berührungen, sei es durch sich selbst oder eine andere Person, können sich Menschen wahrnehmen und ihr eigenes Leben spüren. Berührung ist eine Form nonverbaler Kommunikation. Wenn eine verbale Kommunikationen entweder nicht, nicht mehr oder noch nicht möglich ist, gibt es nur den Weg über die nonverbale Kommunikation.

Auf welchen Ebenen die Kommunikation zwischen Patientin bzw. Patient und Pflegeperson verläuft, hat Brigitte Guschlbauer in Kapitel 8 „Geschichten erzählen und Wahrnehmungsebenen entdecken" mit dem „Modell der Wahrnehmungsebenen" verdeutlicht.

In diesem Modell werden zwei Eisberge einander gegenübergestellt, die verschiedene Wahrnehmungsebenen darstellen: die der Pflegeperson und die der Patientin bzw. des Patienten. Bei beiden Eisbergen befindet sich ein kleiner Teil des Berges oberhalb der Wasseroberfläche und ein größerer Teil unterhalb davon. Oberhalb der Wasseroberfläche ist das, was Pflegende und Patientinnen bzw. Patienten im Außen voneinander wahrnehmen. Und unterhalb der Wasseroberfläche ist das, was die Personen in ihrem Inneren fühlen und erleben.

Ein Boot, das zwischen den Bergen hin und her fährt, symbolisiert die Begegnungen zwischen Pflegenden und Patientinnen bzw. Patienten. Das Besondere an diesem Boot ist seine kleine Luke, die es unter der Wasseroberfläche hat. Ähnlich wie das „Sehrohr" bei U-Booten, mit dem man die Geschehnisse über die Wasseroberfläche beobachten kann, kann man durch diese kleine Luke unter die Wasseroberfläche direkt in das Innere des Gegenübers blicken.

Dieses Modell ist für mich als Pflegende zutiefst beeindruckend.

Normalerweise erkennt man nicht viel, wenn man durch diese Luke blickt, denn das Wasser ist meist trüb und verhindert eine klare Sicht. Doch in ihrem Buch gewährt uns Brigitte Guschlbauer einen ungetrübten Blick durch die Luke in ihre Gedanken- und Gefühlswelt während sie Patientin auf der Intensivstation war.

Sie beschreibt in ihrem Buch jenen Teil des „Eisberges", der sich für uns Pflegende unter der Wasseroberfläche verbirgt und den wir nicht sehen, sondern lediglich vermuten können. Sie erzählt von ihrem Erleben und ihren Gefühlen. In Ihrem Buch lädt sie uns ein, durch die kleine Luke im Boot zu schauen und dadurch besser zu verstehen. Wir bekommen die Möglichkeit zu erahnen, wie es Brigitte Guschlbauer erging und wie es Personen, die in ähnlichen Situationen sind, ergehen könnte.

Brigitte Guschlbauer spricht durch ihren Mut und ihre Offenheit Menschen an, die mit einem ähnlichen Schicksal konfrontiert sind. Dies kann für Betroffene und deren Angehörige sowie für Mediziner, Therapeuten und Pflegende eine Chance sein, ihr Handeln nachhaltig zu verändern.

Ich wünsche mir, dass Brigitte Guschlbauer mit ihrem Buch und ihren Vorträgen viele Menschen erreicht und berührt. Sie macht uns Hoffnung, dass es jedem von uns gelingen könnte, den Weg aus dem Nebel zurück ins Leben zu finden.

leben erhalten und entwicklung erfahren

leben erhalten
wessen leben?
meines
oder deines?

leben erhalten
atmen
ein und aus
ein und aus.

leben erhalten
mein herz schlägt,
pulsiert,
ich fühle es.

leben erhalten
ich bin ausgetrocknet,
brauche wasser,
frisches klares wasser.

leben erhalten
aufs wesentliche reduziert
rückzug!
tief im nebel versunken.

doch ich bin hier!
sieht mich denn jemand?

eine berührung
eindeutig und echt
sie gibt mir die antwort auf meine frage.
sie sagt zu mir: „ja, ich sehe dich!"

und der nebel lichtet sich, denn ich spüre, ich lebe!

stefanie moser

Stefanie Moser ist Akademische Lehrerin für Gesundheits- und Krankenpflege und Praxisbegleiterin für Basale Stimulation® in der Pflege und wohnt in Rankweil/Vorarlberg.

10 Epilog

Fußball

Abends während der WM 2010. Gabriel (mittlerweile 8) ist verärgert. Soeben ist ein Spiel im Fernsehen aus. Nun wollte er selbst im Garten Fußball spielen und den Papa dazu überreden, mitzukommen. Aber Papa hat keine Zeit.

G: Mama, kann ich dir eigentlich Fußball beibringen?

B: Ich darf nicht …

G: Werde ich es dir also nie beibringen können?

B: Ja, ich denk, so ist das.

G: Ich glaub, ich werde trotzdem ein schönes Leben haben. Auch mit einer Mama, die nie Fußball spielen wird!

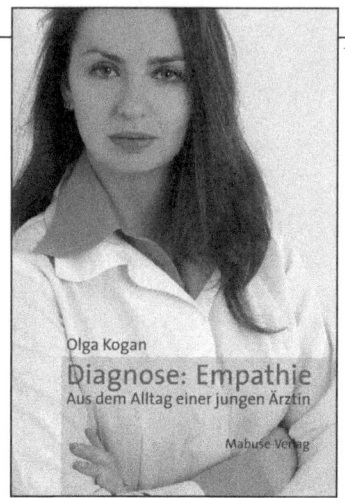

Olga Kogan

Diagnose: Empathie

Aus dem Alltag einer jungen Ärztin
2015, gebunden, 76 Seiten, 10,3x15 cm, 9,90 Euro
ISBN 978-3-86321-231-5

Als Ärztin tätig zu sein, bedeutet zu funktionieren. Unerheblich, wie spät es ist und wie lange man schon auf den Beinen sein mag. Man muss richtige Diagnosen stellen, adäquat handeln und neutral beobachten – egal, wie belastend eine Situation ist. Dabei fällt es nicht immer leicht, Herz und Gedanken zu verschließen.
Olga Kogan wagt es, Situationen zu schildern, die die Emotionen herausfordern. Als junge Ärztin erlebt sie immer wieder solche Momente: erschütternde Begegnungen mit Todkranken, lehrreiche Rückschläge und euphorisierende Therapieerfolge. Ihre Erzählungen sind persönlich, mitreißend und gefühlvoll.

Mabuse-Verlag

Postfach 900647 • 60446 Frankfurt am Main
Tel.: 069 – 70 79 96-16 • Fax: 069 – 70 41 52
info@mabuse-verlag.de • www.mabuse-verlag.de

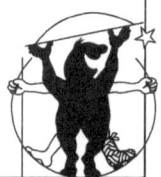